Bindungsmuster, Lebensqualität und rezidivierende Schmerzerfahrungen

Europäische Hochschulschriften

Publications Universitaires Européennes
European University Studies

Reihe VI
Psychologie

Série VI   Series VI
Psychologie
Psychology

Bd./Vol. 755

PETER LANG

Frankfurt am Main · Berlin · Bern · Bruxelles · New York · Oxford · Wien

Ute Höner

Bindungsmuster, Lebensqualität und rezidivierende Schmerzerfahrungen

Eine Validierungsstudie des Bochumer Bindungstests

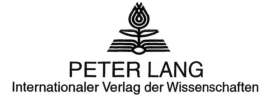

PETER LANG
Internationaler Verlag der Wissenschaften

Bibliografische Information der Deutschen Nationalbibliothek
Die Deutsche Nationalbibliothek verzeichnet diese Publikation
in der Deutschen Nationalbibliografie; detaillierte bibliografische
Daten sind im Internet über <http://www.d-nb.de> abrufbar.

Zugl.: Essen, Univ., Diss., 2008

Gedruckt auf alterungsbeständigem,
säurefreiem Papier.

D 465
ISSN 0531-7347
ISBN 978-3-631-59248-9
© Peter Lang GmbH
Internationaler Verlag der Wissenschaften
Frankfurt am Main 2009
Alle Rechte vorbehalten.

Printed in Germany 1 2 3 4 5　7

www.peterlang.de

Danksagung

Ich möchte mich ganz herzlich für die Hilfe aller bedanken, die mir in unterschiedlichster Art und Weise geholfen haben, diese Arbeit fertig zu stellen.

In erster Linie danke ich Herrn Prof. Dr. H.-C. Diener, der mir diese Arbeit ermöglicht hat.

Ganz besonderer Dank gilt Frau Dr. G. Ostkirchen, die mich zu dieser Arbeit angeregt und mir jederzeit bei Fragen mit Rat und Tat zur Seite gestanden hat.

Für die Datenerhebung und Dateneingabe bedanke ich mich bei Anja Borowczak, Huyem Hachemi, Claudia Hagemann, Susanne Härtig, Ivana Keleva, Sanja Maderjewski, Ilka Meinhardt, Petra Petersen, Daniela Sander, Björn Thewes, Susanne Wiersma, Do-Ae Youn und Stefan Zülow.

Danken möchte ich auch meiner ehemaligen Kommilitonin Frau Prof. Dr. Anke Lengning, die mich nach 10 Jahren Arbeit in der Praxis mit viel Geduld wieder in das Arbeiten mit SPSS eingewiesen hat.

Marco Grawemann danke ich für die anregenden Diskussionen über den statistischen Teil der Arbeit.

Für die statistische Beratung danke ich der Abteilung für medizinische Informatik, Biometrie und Epidemiologie.

Jens Schneider danke ich für seine bereitwillige und aufmunternde Hilfe bei den abschließenden Formatierungen der Arbeit.

Meinem Vater Dieter Höner danke ich für seinen hilfreichen Einsatz beim Korrekturlesen.

Darüber hinaus danke ich allen Kindern, Eltern und Lehrern für ihre Bereitschaft zur Teilnahme an der Untersuchung.

Inhaltsverzeichnis

8

1. Einleitung

Schwerpunkt der vorliegenden Arbeit ist es, das Bochumer Verfahren zur Erfassung der Bindungsqualität, welches im Rahmen einer Diplomarbeit von Höner (1998) entwickelt wurde, weiter zu validieren. Aufbauend auf vorangegangenen Validierungsstudien aus den Jahren 1998 bis 2003 sollen nun anhand einer Stichprobe von Kindern und Jugendlichen im Alter von 5 bis 15 Jahren mit und ohne rezidivierende Schmerzerfahrungen die neuen Daten einer Überprüfung hinsichtlich der Validität des Verfahrens zur Erfassung der Bindungsqualität unterzogen werden.

Den theoretischen Rahmen dieser Arbeit bilden Überlegungen zur Bindungstheorie, zum Diathese-Stress-Modell als Störungsmodell und zum Modell der Salutogenese als Ressourcenmodell. Dabei soll heraus gearbeitet werden, inwieweit sich die Bindungstheorie als umfassende Entwicklungstheorie mit den Annahmen eines Diathese-Stress-Modells und denen eines Modells der Salutogenese (Franke, 2006) vereinbaren lässt und welche Voraussagen sich ausgehend von diesem theoretischen Hintergrund für das Auftreten von funktionellen Schmerzerfahrungen für Kinder im Vorschulalter bis zur Pubertät ableiten lassen.

Es werden zunächst die Bindungstheorie von John Bowlby sowie die Überlegungen, die der Konzipierung des Verfahrens zur Erfassung der Bindungsqualität zugrunde lagen, dargestellt. Daran anschließend werden neuere bindungstheoretische Überlegungen der Londoner Forschungsgruppe (Fonagy, 2003; Fonagy & Target, 2004 u. 2006) mit ihren neurophysiologischen Implikationen vorgestellt. Diese Überlegungen sollen zu den der erneuten externen Validierung des Verfahrens zur Erfassung der Bindungsqualität zugrunde liegenden Hypothesen überleiten. Die hierfür hinzugezogenen externen Kriterien primärer Kopfschmerz und funktioneller Bauchschmerz bei Kindern werden vor dem Hintergrund eines Diathese-Stress-Modells betrachtet. Das Modell der Salutogenese soll dabei im Sinne eines Perspektivenwechsels hin zu einem ganzheitlichen Ansatz unter Betrachtung der Ressourcen und damit gesunderhaltenden Faktoren des Menschen die Überlegungen abrunden. Die Hinzuziehung des weiteren externen Kriteriums gesundheitsbezogene Lebensqualität erfolgte vor dem Hintergrund der ganzheitlichen Sichtweise.

Die zentralen Hypothesen der vorliegenden Arbeit gründen auf der Annahme, dass es einen Zusammenhang zwischen der Art der Bindungsqualität, dem Ausbilden funktioneller Schmerzsyndrome und der Lebensqualität im Kindesalter gibt. Könnte diese Annahme bestätigt werden, so wäre dies ein weiterer Beitrag zur Validierung des Verfahrens zur Erfassung der Bindungsqualität und zugleich ein wichtiger Ansatz für weitere Überlegungen zur Prävention und Intervention bei funktionellen Schmerzsyndromen im Kindesalter.

2. Theoretischer Teil

2.1. Die Bindungstheorie

Die Bindungstheorie gilt durch ihre langjährige Forschung und ihre stetigen empirischen Untersuchungen als eine der umfassendsten psychologischen Entwicklungstheorien. Im Rahmen der langjährigen Forschungsarbeit konnte immer wieder bestätigt werden, dass die frühe Mutter-Kind Interaktion eine große Bedeutung für die weitere Entwicklung des Kindes darstellt. Nachfolgend soll nun ein Einblick in die Bindungsforschung gegeben werden, der sich von den Anfängen der Bindungsforschung bis hin zu neueren Ansätzen erstreckt.

2.1.1. Der Ansatz von John Bowlby

In den vierziger Jahren begann der englische Kinderpsychiater John Bowlby mit seinen Arbeiten zur Bindungstheorie. Ausschlaggebend für seine später formulierten Annahmen waren seine Erfahrungen mit sozial auffälligen Jugendlichen und seine Beobachtungen von gestörten Mutter-Kind-Beziehungen. Ausgehend von seinen Beobachtungen betrachtete Bowlby eine Störung oder einen Bruch in der Mutter-Kind-Beziehung als Hauptursache für spätere psychische Störungen beim Kind. Im Rahmen seiner klinischen Tätigkeit wertete er Untersuchungen aus, die sich mit den Folgen einer Institutionalisierung bei kleinen Kindern befassten. In diesem Zusammenhang beschrieb er die Auswirkungen einer solchen Mutterentbehrung, insbesondere die Effekte längerer Trennungen von den Eltern. In seinen ersten Veröffentlichungen (1951, 1958) postulierte Bowlby, dass der menschliche Säugling über eine angeborene Neigung verfügt, sich auf soziale Interaktionen einzulassen bzw. eine enge und sichere Bindung an die Mutter zu entwickeln. Diese ersten Forschungsbemühungen von Bowlby hatten zur Folge, dass in Kliniken erstmals Mutter-Kind-Stationen eingerichtet wurden, um so der Institutionalisierung und Hospitalisierung vorzubeugen oder diese zu behandeln.

Ausgehend von Grundgedanken aus der Ethologie (heute Soziobiologie), der kognitiven Psychologie und der Psychoanalyse lässt sich Bowlby folgend das Konstrukt Bindung über die Begriffe Bindung, Bindungssystem, Bindungsbeziehung und Bindungsverhalten folgendermaßen beschreiben:

Die *Bindung* zwischen Eltern und Kind beinhaltet für das Kind die biologische Komponente Schutz und auch Nahrung zu erhalten und die affektive Komponente, die enge emotionale Beziehung zur Bindungsperson aufrecht zu erhalten. Bowlby führt weiter aus, dass das *Bindungssystem* als angeborenes eigenes motivationales System existiert mit der Funktion, einen relativ stabilen Zustand zwischen sich und der Umwelt herzustellen. Das Bindungssystem reguliert das Verhalten des Kindes mit dem Ziel, Nähe und Schutz durch die Eltern zu erhalten und Angst und Unsicherheit zu reduzieren. Eine *Bindungsbeziehung* ist dadurch charakterisiert, dass das Kind die Nähe der Bindungsperson sucht, die Bindungsperson dem Kind als sichere Basis dient und dass das Kind bei der Trennung von der Bindungsperson protestiert (Weiss, 1991). Das von Seiten des Kindes gezeigte *Bindungsverhalten* beinhaltet jede Form von Verhalten welches dazu dient, zur Bindungsperson die Nähe zu erlangen oder aufrecht zu erhalten. Die Art des gezeigten Bindungsverhaltens variiert in Abhängigkeit vom Alter des Kindes. So verfügt der Säugling zunächst lediglich über Signalverhaltensweisen (Weinen, Schreien), während mit zunehmendem Alter die direkte motorische Hinwendung zur Mutter möglich wird. Mit dem Erwerb der Sprache kommt für den Ausdruck der kindlichen Wünsche nach Nähe ein weiteres Medium hinzu. Bindungsverhalten steht aber auch immer im Zusammenhang mit internalen und externalen auslösenden Bedingungen. Internale Bedingungen sind das subjektive Gefühl der Unsicherheit seitens des Kindes und externale Bedingungen beziehen sich auf Ereignisse in der Umwelt. Diese sind Ereignisse, die Neues und Unbekanntes für das Kind beinhalten, aber auch das Fortgehen der Mutter sowie eine fehlende Verfügbarkeit oder Responsivität von Seiten der Mutter. Das Bindungsverhalten wird vom Kind solange gezeigt, bis das Ziel der gewünschten Nähe erreicht ist.

In den Anfängen der Entstehung der Bindungstheorie betonte Bowlby hauptsächlich wie wertvoll Bindungen für das Überleben sind, indem sie durch das komplementäre Verhaltenssystem (Bindungsverhalten des Kindes und Fürsorgeverhalten der Mutter) Schutz, Nahrung und Sicherheit für das Kind bereitstellen. Darüber hinaus wurden in Folge von Bowlby und Mary Ainsworth aber auch eine Reihe weiterer bedeutsamer Aspekte einer sicheren Bindung benannt. Als Mitarbeiterin von Bowlby untersuchte Ainsworth die Effekte der Trennung von Mutter und Kind in der frühen Kindheit bezogen auf die spätere Persönlichkeitsentwicklung des Kindes. In diesem Zusammenhang beschrieb Ainsworth zwei miteinander in Beziehung stehende Konzepte: Das Phänomen der sicheren Basis und das Gleichgewicht von Bindung und Exploration (Waters, 1982). An dieser Stelle sei auf den berühmt gewordenen Fremde-Situations-Test hingewiesen (s. 2.1.2), der diese beiden Konzepte erfasst und darüber hinaus veranschaulicht, dass bei aktiviertem Bindungsverhalten die kindliche Exploration (Erforschung der Umwelt) eingeschränkt ist und eine ungestörte Exploration nur erfolgt, wenn die Mutter als sichere Basis zur Verfügung steht (Ainsworth et. al. 1978). Mit diesem Zusammenhang zwischen Bindung und Exploration wurde erstmals ein positiver Einfluss einer sicheren Bindung auf die kognitive und soziale Entwicklung des Kindes konkret beobachtet und benannt und es wurden unterschiedliche Bindungsmuster (Bindungsqualitäten) zwischen Mutter und Kind empirisch untersucht. Bis hier kann zusammenfassend festgehalten werden, dass nach Bowlby und Ainsworth eine sichere Bindung zwischen Mutter und Kind folgende Auswirkungen hat:

- sie sichert das Überleben des Kindes
- sie fördert die soziale und kognitive Entwicklung des Kindes durch die ungestörte Möglichkeit zur Exploration
- sie fördert über die Responsivität der Mutter die innerorganismische Regulierung positiver und negativer Affekte des Kindes. (In diesem Zusammenhang verwies Bowlby bereits 1983 auf neurophysiologische und neuroendokrinologische Veränderungen im Organismus als Folge negativer Affekte).

In seinen späteren Werken postulierte Bowlby (1983, 1988) unter der Betonung kognitiver Funktionen ein inneres Repräsentationssystem von der Verfügbarkeit der Mutter. Dieses von Bowlby als internales Arbeitsmodell bezeichnete Repräsentationssystem des Kindes ist zu verstehen als ein Vorstellungsmodell von der Welt und von sich selbst. Dieses Vorstellungsmodell ist mental repräsentiert und beinhaltet die bisher gemachten Erfahrungen mit der Bindungsperson. Repräsentiert wird dabei jedoch nicht ein objektives Bild der Bindungsperson, sondern die erfahrene Responsivität der Bindungsperson. Demnach besteht ein internales

Arbeitsmodell aus mentalen Repräsentationen von vergangenem Verhalten und Erfahrungen, auf deren Basis neue Situationen interpretiert werden. Das Arbeitsmodell beinhaltet sowohl affektive als auch kognitive Komponenten. Diese sind bestimmte Gefühle, Erwartungen und Vorstellungen über die Verfügbarkeit der Bindungsperson in bindungsrelevanten Situationen. In Abhängigkeit von den gemachten Erfahrungen mit der Bindungsperson bilden sich Arbeitsmodelle mit unterschiedlichen Repräsentationen über die Verfügbarkeit der Bindungsperson heraus. Diese Unterschiede auf der Repräsentationsebene lassen sich bereits im Alter von 12 Monaten auf Verhaltensebene beobachten. Diese im Verhalten der Kinder zu beobachtenden Unterschiede sollen unter 2.1.2 im Zusammenhang mit dem genannten Fremde-Situations-Test näher beschrieben werden.

An dieser Stelle sei noch die alters- bzw. reifeabhängige zunehmende Komplexität der inneren Arbeitsmodelle erwähnt, die in einem engen Zusammenhang mit der zunehmenden Ausdifferenzierung des Denkens und Erlebens steht. Mit zunehmendem Alter ist das innere Arbeitsmodell mehr auf repräsentationaler Ebene wirksam (Zimmermann, 1995) und beeinflusst so das Denken und Erleben. Über Gefühle und Erwartungen werden Situationsinterpretationen vorgenommen mit dem Ziel, Verhalten zu planen und zu steuern. Während sich bei Kindern im Alter von 12 Monaten das innere Arbeitsmodell vorrangig auf der Verhaltensebene abzeichnet, kommt bei älteren Kindern der Repräsentationsebene eine zunehmende Bedeutung zu im Hinblick auf die Erfassung von Bindungsqualität. Internale Arbeitsmodelle generieren auch auf neue wichtige Bindungsbeziehungen (z.B. Freundschaftsbeziehungen) und sind somit in einem immer größer werdenden Lebensspektrum verhaltenswirksam.

2.1.2. Unterschiedliche Muster von Bindungsqualität

Wie bereits kurz umrissen, bilden sich in Abhängigkeit von den gemachten Erfahrungen mit der Bindungsperson beim Kind unterschiedliche Repräsentationen über die Verfügbarkeit der Bindungsperson heraus. Nach Ainsworth et. al (1978) gründen sich Unterschiede in den Repräsentationen zunächst primär in den Einschätzungen oder Bewertungen des Kindes hinsichtlich des von ihm erwarteten Verhaltens der Mutter, die sich wiederum bereits im Alter von 12 Monaten auf Verhaltensebene

16

beobachten lassen. Diese Annahme von Ainsworth und der postulierte Zusammenhang zwischen Bindung und Exploration bildete die Grundlage des Fremde-Situations-Tests (FST), mit dem erstmals unterschiedliche Muster von Bindungsqualität systematisch beobachtet und beschrieben wurden. Der Fremde-Situations-Test von Ainsworth und Wittig (1969) ist ein strukturiertes Laborexperiment, welches über 8 Episoden das Verhalten des Kindes erfasst. Innerhalb der 8 Episoden gibt es zwei Trennungsepisoden von Mutter und Kind und zwei Episoden, in denen das Kind mit einem Fremden konfrontiert wird. Über das gezeigte Explorationsverhalten des Kindes in An- und Abwesenheit der Mutter und in Anwesenheit der fremden Person und über das gezeigte Verhalten des Kindes in der Wiedervereinigungssituation mit der Mutter beschrieb Ainsworth die folgenden unterschiedlichen Bindungsqualitäten:

Die sichere Bindung (Gruppe B)

Diese Kinder sind stets zuversichtlich über die Verfügbarkeit der Mutter. Die Mutter-Kind Interaktionen laufen harmonisch ab. In Anwesenheit der Mutter explorieren diese Kinder ungestört und sie zeigen sich wenig ängstlich. Die Trennung von der Mutter führt zu Protestverhalten bei den Kindern, jedoch beruhigen sie sich mit der Zeit wieder und beginnen erneut zu explorieren. In der Wiedervereinigungsepisode suchen sie aktiv die Nähe und den Körperkontakt zur Mutter und lassen sich durch diesen schnell wieder beruhigen. Komplementär dazu zeigen die Mütter dieser Kinder ein zuverlässiges und sensitives Verhalten, sie reagieren zuverlässig und feinfühlig auf die Signale ihrer Kinder. Diese Kinder entwickeln aufgrund ihrer positiven Erfahrungen in der Interaktion mit den Eltern ein sicheres internales Arbeitsmodell. Dieses ist gekennzeichnet durch das Vertrauen in die Verfügbarkeit der Bindungsperson und der Integration negativer Gefühle in eine insgesamt positive gefühlsmäßige Erwartung über einen guten Ausgang (Fremmer-Bombik, 1995).

Die unsicher-ambivalente Bindung (Gruppe C)

Diese Kinder zeigen sich insgesamt sehr ängstlich und unsicher bezüglich der Verfügbarkeit der Mutter. Bei durchgängig aktiviertem Bindungsverhaltenssystem suchen sie ständig die Aufmerksamkeit der Mutter und können auch in ihrer Anwesenheit nicht angstfrei und ungestört

17

explorieren. Bei der Trennung von der Mutter reagieren sie mit intensivem Distress und in der Wiedervereinigung mit der Mutter lassen sie sich nur schwer beruhigen. Das ambivalente Verhalten der Kinder äußert sich in der Form, dass sie intensiv den Kontakt der Mutter suchen und sich diesem gleichzeitig widersetzen. Diese Kinder sind im Gegensatz zu den Kindern der Gruppe B nicht zuversichtlich über die Verfügbarkeit der Mutter. Komplementär dazu zeigen die Mütter dieser Kinder ein deutlich inkonsistentes Fürsorgeverhalten, sie beantworten die Signale des Kindes nicht kontingent und nicht abgestimmt auf die kindlichen Bedürfnisse. Diesen Kindern fehlt nicht nur das Vertrauen in die Verfügbarkeit der Bindungsperson, sondern auch das Vertrauen in die eigene Fähigkeit effektive Kontrolle darüber zu haben, was ihnen passiert. Sie entwickeln ein inneres Arbeitsmodell, in dem die Bindungsperson als unberechenbar repräsentiert ist und in dem negative Gefühle nicht auf ein positives Ziel hin integriert werden können (Fremmer-Bombik, 1995).

Die unsicher-vermeidende Bindung (Gruppe A)

Diese Kinder suchen insgesamt wenig oder keine Nähe zur Mutter und die Qualität ihrer Exploration ist eher oberflächlich und affektlos. Bei der Trennung von der Mutter zeigen sie keine oder nur wenige Anzeichen von Distress und bei der Wiedervereinigung mit der Mutter ignorieren sie diese. Sie zeigen sich vermeidend im Kontakt, indem sie den Kopf wegdrehen oder die Augen schließen. Die Mütter dieser Kinder zeigen ein zurückweisendes Verhalten, lehnen Körperkontakt mit dem Kind ab und werden schnell böse mit dem Kind. Aufgrund der Erfahrung der Zurückweisung entwickeln diese Kinder ein unsicher vermeidendes Arbeitsmodell, in dem die Bindungsperson als nicht verfügbar repräsentiert ist. In bindungsrelevanten Situationen zeigen sie die Strategie der Vermeidung, um so die erwartete Zurückweisung durch die Bindungsperson zu vermeiden und gleichzeitig den Level der eigenen ängstlichen Erregung zu mindern (Fremmer-Bombik, 1995; Main, 1982).

Die desorganisierte Bindung (Gruppe D)

Die Kinder dieser Gruppe fallen durch ein desorganisiertes Verhalten auf. Bei diesen Kindern ist kein klares Verhaltensmuster erkennbar. Sie zeigen verschiedene Anzeichen von Desorganisation, Desorientierung und stereotypes Verhalten. Die Mütter dieser Kinder zeigen ein rollenunangemessenes Verhalten, sind irritierend oder auch angstinduzierend für das Kind.

Der Erforschung der desorganisierten Bindung widmete sich seit den achtziger Jahren ein spezieller Forschungszweig, der sein Augenmerk verstärkt auf Kindesmisshandlung und sexuellen Missbrauch richtete. Unbewältigte Traumata beim Kind und angsterregendes Verhalten der Mutter werden hier in einem engen Zusammenhang mit späterer Psychopathologie, insbesondere Persönlichkeitsstörungen, gesehen (Fonagy & Target, 2006; Peichl, 2007). Nach den bisherigen Erkenntnissen stellt die desorganisierte Bindung einen wesentlichen Prädiktor für spätere Psychopathologie mit klinischer Relevanz dar.

2.1.3. Empirische Bindungsforschung und ihre wichtigsten Ergebnisse

Ausgehend von Ainsworths Beschreibungen der unterschiedlichen Bindungsmuster 12 Monate alter Kinder, die primär auf der Verhaltensebene erfolgte, und ausgehend von der Annahme, dass im Laufe der Entwicklung das internale Arbeitsmodell zunehmend an Komplexität gewinnt und mehr auf Repräsentationsebene wirksam ist und dass kurze Trennungsepisoden wie im FST bei älteren Kindern nicht mehr unmittelbar Bindungsverhalten auslöst, stellte sich früh die Frage, wie Bindungsqualität bei älteren Kindern erfasst werden kann. Die Bindungsforschung widmete sich Fragen zur Kontinuität von Bindung und Fragen hinsichtlich des Zusammenhangs von Bindung und einem breiten Spektrum von Persönlichkeitsvariablen. Es wurden weitere Verfahren zur Erfassung von Bindungsqualität für ältere Kinder und Erwachsene entwickelt. Eine Beschreibung dieser Verfahren würde jedoch den Rahmen dieser Arbeit sprengen. Ein Überblick über ältere Verfahren findet sich bei Höner (1998, 2000) und bezüglich neuerer Entwicklungen bei Fonagy (2003) und bei Strauß, Buchheim & Kächele (2002).

Das im Rahmen dieser Untersuchung eingesetzte Verfahren zur Erfassung der Bindungsqualität wurde in enger Anlehnung an Ainsworths Beschreibung der verschiedenen Bindungsmuster und in enger Anlehnung an Befunde aus der weiteren Bindungsforschung mit älteren Kindern im Rahmen einer Diplomarbeit von Höner (1998, 2000) entwickelt. Dabei war die Arbeit ein Versuch, die zur damaligen Zeit bestehende methodische Lücke bezüglich der Erfassung von Bindungsqualität in der mittleren Kindheit zu schließen. Schwerpunkt der Entwicklung des Messverfahrens war die Überlegung, die Beschreibung der Bindungsmuster auf Verhaltensebene in für die Altersstufe 8–14 Jahre entsprechende mentale Repräsentationen zu transformieren. Diese mentalen Repräsentationen bildeten hierbei die Grundlage für die Itemkonstruktion. Der bindungsthematische Anreizgehalt wurde durch entsprechende Bilder dargeboten. Zum besseren inhaltlichen Verständnis des eingesetzten Messverfahrens sollen die ihm zugrunde gelegten mentalen Repräsentationen des internalen Arbeitsmodells hier kurz angeführt werden, da sie die 5 Skalen bilden, denen die einzelnen Items zugeordnet werden.

Die fünf Skalen des Bochumer Verfahrens zur Erfassung der Bindungsqualität:

Bindungsrepräsentation	=	repräsentiertes Bild von der Verfügbarkeit der Bindungsperson
Beziehungsstrategien	=	repräsentiertes spezifisches Bindungsverhalten als adaptive Strategie, die Bedürfnisse nach Bindung unter den gegebenen Bedingungen zu zeigen und befriedigt zu bekommen
Selbstkonzept	=	repräsentiertes Bild von sich selbst als mehr oder weniger liebenswerter Mensch
Ausdruck von Emotionen	=	repräsentierter Umgang mit Emotionen
Haltung zu Körperkontakt	=	repräsentierte Haltung zu Körperkontakt

Für die genaue inhaltliche Herleitung der Testkonstruktion sei hier aus Kapazitätsgründen auf Höner (1998, 2000) verwiesen. Ein Überblick über die bislang ermittelten Testgütekriterien des Bochumer Verfahrens zur Erfassung der Bindungsqualität erfolgt im Kapitel 6 der vorliegenden Arbeit.

Des Weiteren sollen nun nur die wichtigsten und für die Fragestellung der vorliegenden Arbeit relevanten Ergebnisse aus der Bindungsforschung dargestellt werden:

Zahlreiche Untersuchungen widmeten sich der Frage der Stabilität von Bindungsmustern über die Zeit. Zur Beantwortung dieser Frage leisteten Längsschnittuntersuchungen einen Beitrag, in denen man Kinder mit bekannter Bindungsklassifikation (gemessen mit 12 Monaten mittels FST) zu späteren Zeitpunkten erneut klassifizierte. Nach Zimmermann et. al. (1995) kann unter der Bedingung sich nicht grundsätzlicher ändernder Lebensbedingungen von einer relativen Kontinuität bzw. Stabilität des erworbenen Bindungsmusters ausgegangen werden. Das bedeutet, dass auch die im späteren Alter erfasste Bindungsqualität Annahmen über die Qualität der frühen Bindungserfahrungen zulässt.

Die insgesamt sehr umfangreiche Bindungsforschung erforscht bis heute den Zusammenhang von Bindungsqualität und einem breiten Spektrum von Persönlichkeitsvariablen, von denen hier nur einige genannt werden sollen.

Durchgängig bestätigt werden konnte der Zusammenhang zwischen der Bindungsqualität und der Ausprägung der Aggression. Ein Überblick über die zugrunde liegenden Studien findet sich bei Höner (1998, 2000) und im Kapitel 6.3 der vorliegenden Arbeit. Unsicher gebundene Kinder erzielten stets höhere Kennwerte hinsichtlich der Ausprägung der Aggression als sicher gebundene Kinder. Untersuchungen zum Zusammenhang zwischen Bindungsqualität und Selbstkonzept ergaben, dass sicher gebundene Kinder ein positives Selbstkonzept entwickeln, unsicher-ambivalent gebundene Kinder ein mangelndes Selbstvertrauen zeigen und unsicher-vermeidend gebundene Kinder eine vermeidend perfekte Selbsteinschätzung aufweisen (Cassidy, 1988). Kobak und Sceery (1988) fanden ganz ähnliche Zusammenhänge zwischen der Bindungsqualität und dem Selbstkonzept bei 18jährigen. Für die sicher gebundenen Jugendlichen beschrieben sie aufgrund ihrer Befunde eine größere Widerstandsfähigkeit des Ichs. Auch individuelle Kompetenzunterschiede ließen sich im Zusammenhang zur Bindungsqualität aufzeigen (Schildbach et. al., 1995; Zimmermann, 1995). Im Umgang mit Anforderungen zeigte sich über die gemessenen Variablen Aufmerksamkeit, Konzentration und positive Selbsteinschätzung ein deutlich besseres Abschneiden der sicher gebundenen Kinder als der unsicher gebundenen Kinder. Sicher gebundene Kinder verfügen über eine höhere soziale Kompetenz, sind weniger ängstlich, sind kooperativer, besser sozial integriert und verfügen über eine größere Konfliktlösefähigkeit als unsicher gebundene Kinder. Schildbach et. al. (1995) benannten in diesem Zusammenhang die mütterliche Feinfühligkeit als vermittelnden Einfluss, im Sinne eines Schutzfaktors, der emotionale Ressourcen bereitstellt, indem er zu einem Gefühl der Selbstsicherheit und Selbstwirksamkeit beiträgt. Es ließen sich im Zusammenhang zur Bindungsqualität auch Unterschiede in der Regulation und Kommunikation von Gefühlen finden, die als Auswirkungen früher Kommunikations- und Abstimmungsprobleme in den Mutter-Kind-Interaktionen betrachtet werden. Während sicher gebundene Kinder eine offene Kommunikation von Gefühlen zeigen, entwickeln unsicher-vermeidend gebundene Kinder eine Strategie zur Unterdrückung von Ärger und weiteren negativen Gefühlen. Bei unsicher-ambivalent gebundenen Kindern ist im Verhalten ein erhöhtes Ausmaß von Ärger und Kummer zu beobachten (Magai, 1995). Demnach zeigt sich auf der beobachtbaren Verhaltensebene für sicher gebundene Kinder eine gelungene Emotionsregulation, während unsicher-vermeidend gebundene Kinder Affekte nach außen hin eher herunter regulieren (s. a. Fonagy, 2003). Bei den unsicher-ambivalent gebundenen Kindern ist keine Emotionsregulation zu beobachten (s .a. 2.1.2). Jedoch wird für die beiden unsicheren Bindungsmuster angenommen, dass sowohl Ärger (Magai, 1995) als auch Angst und Hilflosigkeit (Zimmermann, 2002) eine besondere Rolle in ihrer Persönlichkeitsorganisation spielen. Messungen auf nicht direkt beobachtbarer psychobiologischer Ebene ergaben für unsicher gebundene Kinder einen deutlichen Anstieg der Cortisolwerte nach Durchführung des Fremde-Situations-Tests (Spangler & Schieche, 1995). Eine Erhöhung des im Speichel gemessenen Cortisolwertes, als messbares Korrelat für Stress, fand sich hier auch für das unsicher-vermeidende Bindungsmuster. Dieser Befund ist ein Beleg dafür, dass die Strategie dieser Kinder, Affekte vorzeitig herunter zu regulieren, im Hinblick auf die emotionale Reorganisation doch keine adäquate Strategie darstellt, da ihr inneres Stressniveau trotzdem erhöht bleibt. Die Autoren folgern aus dieser Untersuchung, dass das Verhalten der Mütter sozusagen als Puffer funktioniert, um Stress bei ihren Kindern angemessen zu regulieren. Hierauf soll im folgenden Kapitel noch näher eingegangen werden. Als Langzeitfolgen von erhöhtem Stressniveau vermuten die Autoren über den Zusammenhang zwischen erhöhten Cortisolwerten und s-IGA-Konzentrationsunterschieden eine langfristige Schwächung des Immunsystems. Hierzu liegen jedoch noch keine systematischen Untersuchungen vor. Ebenfalls liegen keine systematischen Untersuchungen bezüglich des Zusammenhangs zwischen Bindungsqualität und körperlichen Beschwerden vor. Vor dem Hintergrund der Annahme, aber auch hier eventuell einen Zusammenhang zu finden (als Fragestellung der vorliegenden Arbeit) zeigen sich in der Validierungsstudie des Fragebogens zum erinnerten elterlichen Erziehungsverhalten (FEE) von Schumacher et. al. (2000), der u. a. in Anlehnung an die Bindungstheorie entwickelt wurde, hinsichtlich der Fragestellung richtungsweisende Hinweise. Hier ließ sich im Zusammenhang mit dem Giessener Beschwerdebogen und dem Fragebogen zur Lebenszufriedenheit zeigen, dass negativ erinnertes elterliches Erziehungsverhalten signifikant positiv mit körperlichen Beschwerden (Erschöpfung, Magenbeschwerden, Beschwerdedruck) korrelierte und signifikant negativ mit gesundheitlichem Wohlbefinden zusammenhing.

Im folgenden Kapitel soll nun der erweiterte Ansatz von Fonagy und Target mit den herausgearbeiteten neurophysiologischen Implikationen vorgestellt werden, um ausgehend von frühkindlichen Stresserfahrungen zu einem bio-psycho-sozialem Störungsmodell von Schmerz überzuleiten.

2.1.4. Der Ansatz von Fonagy und Target und neurobiologische Implikationen

Der Ansatz von Fonagy und Target ist fest in der Bindungstheorie verwurzelt. Ergänzend zu Bowlbys Ausführungen zum sozioemotionalen Band zwischen Mutter und Kind und der Internalisierung bestimmter Beziehungsmuster gehen Fonagy und Target noch einen Schritt weiter und beleuchten, was über dieses emotionale Band eigentlich genau transferiert wird. Nach der Auffassung der Autoren ist der entscheidende Vermittler der Bindungstransmission die Fähigkeit der Mutter, eine intentionale Haltung gegenüber einem noch nicht intentionalen Säugling einzunehmen. Das bedeutet, dass die Mutter in der Lage ist, bei Reflexion der eigenen Gedanken und Gefühle, dem Kind Gedanken, Gefühle und Bedürfnisse zuzuschreiben und somit die Entwicklung des kindlichen Selbst insoweit zu fördern, dass ein Gewahrsein des eigenen Selbst sowie dessen Urheberschaft entsteht (Fonagy & Target, 2006). Somit unterstützt die Mutter die Entwicklung eines intentionalen Selbst. Der hierdurch geförderte Aufbau eines Selbstregulationssystems beim Kind, als wichtigste entwicklungspsychologische und evolutionäre Funktion von Bindung, bildet den Fokus der Arbeiten von Fonagy und Target (Fonagy & Target, 2004). Selbstregulation wird im Rahmen der frühen Bindungserfahrungen über die Instanzen der Affektregulation und der Mentalisierungsfähigkeit vermittelt und diese prägen und gestalten das sich entwickelnde Gehirn des Kindes. Unter Mentalisierungsfähigkeit verstehen die Autoren die charakteristische Eigenschaft des Menschen, sich selbst gedanklich zu repräsentieren und sich in andere hinein zu versetzen (s. a. Markowitsch & Welzer, 2005). Die sich daraus entwickelnde interpersonelle Deutungskompetenz wird als ein selektiv relevanter Hauptvorteil der menschlichen Bindung gesehen, weil sie das Potential zur Entwicklung sozialer Intelligenz und Bedeutungszuweisung bereitstellt. Der Begriff der Mentalisierungsfähigkeit beinhaltet das sogenannte psychologische Verstehen, welches in Forschungsbeiträgen zur „Theory of Mind" (TOM) als spezifisch menschliche Fähigkeit herausgestellt wurde. Untersuchungen im Zusammenhang zur kindlichen Bindungsqualität für die Altersstufe 3 bis 8 Jahre (Buschmann, 2004) ergaben für sicher gebundene Kinder ein besseres Abschneiden in TOM Aufgaben als für unsicher gebundene Kinder (Fonagy, 2003; Buschmann, 2004). Die für die Fragestellung der vorliegenden Arbeit sehr bedeutsame Vermittlungsinstanz der Affektregulation soll hier näher erläutert werden. Affektregulation ist die Fähigkeit, die eigenen Affekte zu regulieren und damit ein wichtiges Ziel der sozioemotionalen Kommunikation der ersten 24 Lebensmonate. Die Vermittlungsinstanz für die Förderung dieser Selbstregulation des Säuglings ist die mütterliche Affektspiegelung. Nach der Theorie des sozialen Biofeedbacks (Fonagy & Target, 2006) übernimmt die Bindungsperson zuerst stellvertretend für den noch unterregulierten Säugling die Aufgabe seine Affekte von außen zu regulieren und verhilft ihm somit Schritt für Schritt hin zu einer Selbstregulation. Diese sich täglich wiederholenden affektiven Interaktionserfahrungen mit der Mutter sind Bestandteil der erfahrungsabhängigen Reifung des kindlichen Gehirns. Auf diese Weise lernt das Kind im Zusammensein mit der Mutter z. B. wovor „man" Angst haben muss und wovor nicht und dass eine äußere tröstende Quelle innere Übererregung, resultierend aus Angst, Schmerz oder Unwohlsein herab regulieren kann. Auf diese Weise werden schon sehr früh basale Selbstberuhigungsstrategien vom Kind erlernt. Bleibt eine tröstende Quelle aus oder erfolgt nur eine defizitäre oder nicht kontingente Affektspiegelung durch die Bindungsperson, nehmen negative Affekte beim Kind überhand und damit auch die synaptische Verstärkung der mit diesen Affekten befassten Rückkoppelungsschleifen des orbitofrontalen Systems. Das Kind bleibt in einem Zustand der inneren Alarmierung (Hyperarousal) mit der Folge andauernder innerer Erregungsspannung (z.B. erhöhter Muskeltonus, Magendruck). Diese inneren Zustände bleiben für das Kind ohne gelungene Regulation von außen verwirrend, können nicht symbolisiert und nur schwer reguliert werden. Somit führen defizitäre Bindungsangebote in der frühen Kindheit zu einer beeinträchtigten Homöostaseregulation beim Kind, die wiederum als frühe Niederschrift im orbitofrontalen System Bestandteil des sich immer weiter differenzierenden inneren Arbeitsmodells des Kindes ist (Peichl, 2007).

Damit wird deutlich, dass die ständige Nähe zur Mutter weit über die Gewährleistung von Schutz und der Aufrechterhaltung eines sozioemotionalen Bandes hinausgeht. Denn das emotionale Band zwischen Mutter und Kind stellt über die Affektspiegelung die Gelegenheit bereit, einen primären Regulationsmechanismus auf der Grundlage der neuronalen Organisation zu entwickeln (Fonagy & Target, 2006). Für die neuronale Organisation sind sensible Phasen, sogenannte geöffnete Zeitfenster bekannt. Das heißt, dass in dieser Zeit äußere Reize besonders gut auf das sich entwickelnde Gehirn einwirken (Markowitsch & Welzer, 2005). Somit induzieren frühe Erfahrungs- und Lernprozesse (vorrangig in den ersten 3 Lebensjahren) eine erste grundlegende Reorganisation von initial noch unspezifisch organisierten neuronalen Verschaltungen im Gehirn (Braun et. al., 2002). Die hier zugrunde liegenden Prozesse sind die Synaptogenese, die Myelinisierung und das sogenannte Pruning. Die über diese drei Prozesse gesteuerte Modifikation neuronaler Reifungsprozesse erfolgt sowohl reifungsbedingt als auch in hohem Maße umweltabhängig. So verbleiben häufig genutzte Synapsen im Netzwerk und bilden sich neu (Synaptogenese) und ihre Übertragungsstärke bzw. Leitgeschwindigkeit wird erhöht (Myelinisierung), während redundante und selten genutzte Synapsen eliminiert werden (Pruning). Diese sogenannte erfahrungsinduzierte Synapsenselektion verdeutlicht, wie wichtig gerade in den ersten Lebensjahren (sensible Phase) ein adäquates und ausgewogenes sensorisches und emotionales Reizangebot ist. Bei emotionaler Deprivation oder Negativ-Erlebnissen kann es zu Fehlverschaltungen kommen, so dass ein in seiner Leistungsfähigkeit eingeschränktes Netzwerk entstehen kann. Tierexperimentelle Befunde konnten bei depriviert aufgezogenen Tieren ein unvollständiges oder fehlverschaltetes neuronales Netzwerk aufzeigen (Braun et. al., 2002). Hier fand man eine geringere synaptische Dichte und weniger dendritische Verzweigungen in Arealen des präfrontalen Kortex, jedoch im infralimbischen und anterioren zingulären Kortex eine erhöhte Dichte von sogenannten Spine-

Synapsen (erregend) und eine verminderte Dichte von Schaftsynapsen (erregend oder hemmend).

Auch für den Humanbereich ist mittlerweile bekannt, dass Störungen im Kindesalter in Form von psychischen Stresserlebnissen zu einer biologischen Wunde auf Hirnebene führt, die sich in Form inadäquater Stressbewältigung ein Leben lang negativ auswirken können. Damit wird deutlich, dass in den frühen Interaktionen die Bezugspersonen auf psychobiologische Weise Veränderungen im Zustand des Kindes regulieren (Markowitsch & Welzer, 2005). Eine nicht gelungene Affektregulierung, wie wir sie bei unsicheren Dyaden finden (s. hierzu auch noch mal 2.1.2) bewirkt demnach, dass die Gelegenheit für die Entwicklung des primären Regulationsmechanismus, wie ihn Fonagy und Target beschreiben, verloren geht oder nur sehr defizitär verläuft. Das wiederum bedeutet, dass vorrangig bei negativen Affekten, wie z.B. Angst, keine positive Modifikation der Stressreaktion im Organismus des Kindes erfolgt und dieser vielmehr im Zustand der erhöhten Reaktionsbereitschaft verbleibt. Aus tierexperimentellen Untersuchungen bekannte Folgen von anhaltendem frühkindlichen Stress (Wittig, 2006) sind eine lebenslang erhöhte Sensibilität des noradrenergen Systems, eine bleibend erhöhte Empfindlichkeit der Hypothalamus-Hypophysen-Nebennieren-Achse (s. a. Fonagy & Target, 2006), eine Volumenverminderung des Hippocampus durch erhöhte Glukokortikoidspiegel, eine Dysfunktion in der Ausbildung von Synapsen (s. a. Braun, et. al., 2002; Markowitsch & Welzer, 2005) und eine Störung der Migration sich entwickelnder Nervenzellen oder fehlerhafte Differenzierung funktioneller Neuronenverbände (Amygdala, Hippocampus, anteriorer Gyrus cinguli, präfrontaler Kortex). Bislang haben unter Berücksichtigung ethischer Gesichtspunkte überwiegend Tierstudien dauerhafte Veränderungen der Stressmechanismen als Folge ungünstiger Bindungserfahrungen nachgewiesen. Jedoch konnten Spangler und Schieche (1995) diesbezüglich auch für den Humanbereich einen Nachweis erbringen (s. a. 2.1.3). Sie zeigten, dass der Cortisolwert, als messbares Korrelat für Stress, bei unsicher gebundenen Kindern in dem Fremde-Situations-Test deutlicher höher ausfiel, als bei den sicher gebundenen Kindern. Zielort dieser Stresshormone sind Rezeptoren in der Amygdala und im Hippocampus. Diese beiden Regionen sind für das Gedächtnis und die Koppelung von Emotionen und Kognitionen verantwortlich (Wittig, 2006). Es ist zudem aber auch bekannt, dass der Stresseffekt durch vermehrte physische und psychische Zuwendung und Fürsorge der Mutter umgekehrt werden kann (Fonagy & Target, 2004; Markowitsch & Welzer, 2005). Der zugrunde liegende Mechanismus ist eine körpereigene Endorphinausschüttung bei Körperkontakt zur Mutter (Wittig, 2006). Zielort der Endorphine ist das Striatum (Kandel, 2006) und dort bewirken diese Wohlbefinden und Schmerzlinderung (Fröhlich, 1993). Demzufolge sind sichere Bindungserfahrungen, verdeutlicht über das von Fonagy und Target erläuterte Regulationssystem, eine wichtige Voraussetzung für die Balance der Stressachse im kindlichen Gehirn und für eine effiziente neuronale Vernetzung. Diese Zusammenhänge beeinflussen entscheidend den Grad des kindlichen Wohlbefindens. „Denn frühkindlicher Stress, der durch negative Bindungserfahrungen hervorgerufen wird, aktiviert im Gehirn dauerhaft ähnliche Schaltkreise wie körperlicher Schmerz" (Wittig, 2006, S. 1924).

2.1.5. *Neurobiologische Implikationen für die unterschiedlichen Muster von Bindungsqualität*

Ausgehend von der ausführlichen Darstellung der Bedeutung der Entwicklung der Affektregulation kann nun angenommen werden, dass die im Fremde-Situations-Test gefundenen Unterschiede auf Verhaltensebene und die damit in der weiteren Entwicklung einhergehenden Unterschiede auf mentaler Repräsentationsebene (innere Arbeitsmodelle) bereits sehr früh im Zusammenhang mit der erfahrungsabhängigen Reifung des kindlichen Gehirns angelegt werden. Für die sichere Bindung kann postuliert werden, dass die Mutter reziprok und zuverlässig die Übererregung des Kindes herab reguliert und somit dem Kind aus einem negativen Zustand heraus in einen positiven verhilft. Sicher gebundene Kinder können somit zunehmend die Fähigkeit erlernen Stress zu meistern. Aufgrund gelungener Regulationserfahrungen entwickeln sich hier Selbstberuhigungsstrategien, die neuronal eingeschrieben werden und die Grundlage weiterer Möglichkeiten bilden, durchschnittlich zu erwartende Stresssituationen auch in Zukunft zu meistern (Peichl, 2007).

Für unsicher gebundene Kinder kann postuliert werden, dass hier aufgrund von defizitären Bindungsangeboten (Gruppe A), unberechenbaren Bindungsangeboten (Gruppe C) oder angstinduzierenden Bindungsangeboten (Gruppe D) keine gelungenen Regulationserfahrungen neuronal eingeschrieben werden können und sich damit nur unzureichende Selbstberuhigungsstrategien entwickeln, die wiederum im Zusammenhang mit späteren defizitären Selbstwirksamkeitsüberzeugungen stehen können.

Diese Annahmen sollen nun im folgenden Kapitel im Zusammenhang mit Überlegungen zum Diathese-Stress-Modell und Überlegungen zum Modell der Salutogenese diskutiert werden, um davon ausgehend Hypothesen über einen Zusammenhang zwischen dem Ausbilden funktioneller Schmerzsyndrome im Kindesalter und der kindlichen Bindungsqualität abzuleiten.

2.2. Modelle von Krankheit und Gesundheit

Ausgehend von der Fragestellung der vorliegenden Arbeit und dem heutigen Erkenntnisstand in der Schmerzforschung besteht die Notwendigkeit, Schmerz sowohl als physiologisch-biologisches als auch als psychosoziales Geschehen zu betrachten. Demzufolge soll hier das Diathese-Stress-Modell als Krankheitsmodell mit seinen Komponenten der Schmerzentstehung und -aufrechterhaltung herangezogen werden. Komplementär dazu wird das ressourcenorientierte Modell der Salutogenese von Antonovsky (1979) dargestellt. Die in diesem Modell dargestellten Ressourcen beziehen sich auf Faktoren, die einer Krankheitsentstehung und / oder -aufrechterhaltung entgegen wirken, wie sie auch für die Schmerzentstehung und -aufrechterhaltung angenommen werden können. Abschließend soll heraus gearbeitet werden, inwieweit sich die Bindungstheorie als umfassende Entwicklungstheorie mit den Annahmen eines Diathese-Stress-Modells und dem Modell der Salutogenese vereinbaren lässt und welche Implikationen daraus für die einzelnen Bindungsmuster abgeleitet werden können.

2.2.1. Das Diathese-Stress-Modell

Das Diathese-Stress-Modell betrachtet Krankheit als das Resultat einer Wechselwirkung zwischen einer Person und äußeren Belastungsfaktoren. Dabei subsumiert das Modell für Krankheit prädisponierende, auslösende und aufrecht erhaltende Faktoren. Prädisponierende Faktoren (= Diathese) einer Person sind solche, die sie für eine Krankheit besonders anfällig machen. Während man früher hierzu nur genetische Faktoren zählte, schließt man heute auch erworbene (z.B. perinatale) Vulnerabilitäten, frühe Erkrankungen und frühkindliche psychosoziale Schädigungen mit ein. Als auslösende Faktoren gelten alle Faktoren, die für die betreffende Person einen Stressor darstellen (Franke, 2006). Zu den aufrecht erhaltenden Faktoren zählen im Wesentlichen kognitiv-affektive Faktoren, im Sinne einer dysfunktionalen Stressverarbeitung bzw. Stressbewältigung (Fritsche & Haag, 2003; Tölle & Flor, 2006), die im einzelnen noch genannt werden sollen.

Für Schmerz wird ein Teufelskreislauf postuliert, der sich von Schmerz über Spannung, Angst und Stress erstreckt und sich mit daraus resultierendem Schmerz wieder schließt. Im Mittelpunkt der Schmerzentstehung und -aufrechterhaltung steht eine symptomspezifische psychophysiologische Reagibilität, d.h. eine Tendenz, auf stresshafte Stimulation mit einer Hyperaktivität bestimmter Körpersysteme oder Körperregionen zu reagieren. Diese erhöhte Reagibilität soll hier eingrenzend als Diathese betrachtet werden, für die mehrere prädisponierende Faktoren genannt werden. Diese sind genetische Belastung, frühe mit Schmerz verbundene Traumata, Modelllernen und Überbeanspruchung bestimmter Körpersysteme (Tölle & Flor, 2006). Vor dem Hintergrund des zu untersuchenden kindlichen Schmerzsyndroms (primärer Kopf- und funktioneller Bauchschmerz) muss bei der Überbeanspruchung bestimmter Körperregionen an einen erhöhten Muskeltonus und Magendruck als Folge von Stress gedacht werden (Peichl, 2007), aber auch an unregelmäßige Ernährung oder unregelmäßiges Füttern bzw. Stillen (Krämer, 2004) oder Stillen unter Stress. Da das Kind in den ersten Lebensjahren überwiegend ein „viszerales Kind" ist (Peichl, 2007), kann es hier früh zu einer Sensitivierung der viszeralen Schmerz- und Beschwerdewahrnehmung kommen (Krämer, 2004). Als für eine Diathese prädisponierende Faktoren werden weiterhin in der Literatur psychosoziale Über- oder Unterstimulation, psychosozialer Stress, mangelnde frühe Bindung (Moll & Hüther, 2006) und für Kinder mit idiopathischem Bauchschmerz ein erhöhtes Ängstlichkeitsniveau, Nervosität, Angespanntheit und häufigere medizinische Probleme in der bisherigen Entwicklung diskutiert (Krämer, 2004).

Unter der Berücksichtigung, dass eine Diathese im Allgemeinen aus genetisch neuronalen und endokrinen Faktoren besteht (Franke, 2006), soll hier die Diathese der erhöhten Reagibilität, wie sie für die Schmerzentstehung und -aufrechterhaltung als entscheidend betrachtet wird, folgendermaßen hergeleitet werden: Psychosoziale Über- oder Unterstimulation, psychosozialer Stress und mangelnde frühe Bindung gelten als Faktoren, die die nutzungsabhängige Strukturierung neuronaler Verschaltungsmuster beeinflussen und damit einen Einfluss auf die synaptische Dichte in verschiedenen Projektionsgebieten haben. Unter den Bedingungen des psychosozialen Stresses und der mangelnden frühen Bindung kann analog zu den Überlegungen zum entwicklungsneurobiologischen Modell für ADHS angenommen werden, dass die synaptische Verschaltung für die Selbstregulation behindert wird (Moll & Hüter, 2006). Das Kind verbleibt so in einem ständig erhöhten Stressniveau. Für chronischen Stress wird als endokrine Folge eine veränderte Aktivität der HPA-Achse diskutiert. Langfristig kann eine Hypoaktivität der HPA-Achse resultieren mit der Folge, dass die schützende Wirkung des Kortisols entfällt und damit die Entwicklung somatoformer Störungen begünstigt wird (Rief & Freyberger, 2006).

Auslösende Faktoren sind im Allgemeinen solche, die für die betreffende Person einen Stressor darstellen. Für den Spannungskopfschmerz bei Erwachsenen ist aus der Literatur bekannt, dass z.B. psychosozialer und muskulärer Stress u. a. als wichtigste Kausalfaktoren betrachtet werden (Fritsche & Haag, 2003). Für den idiopathischen Bauchschmerz bei Kindern zeigte sich, dass das Ausmaß an Alltagsstress mit dem Auftreten von akuten Beschwerden korrelierte und dass der Erstmanifestation der Schmerzen oft eine Reihe von aktuellen Belastungen voranging. Benannt wurden hier familiäre Probleme und Trennungsangst (Krämer, 2004).

Bei den aufrechterhaltenden Faktoren werden vor allem Schmerzbewältigungsstrategien diskutiert, die, wenn sie dysfunktional sind, den Schmerz aufrecht erhalten oder sogar verstärken. Hierbei kommt den kognitiv-affektiven Faktoren eine große Bedeutung zu (Ostkirchen, 1991). Hinsichtlich sogenannter „Negativ-Kognitionen" ist bekannt, dass Gedanken wie „das halte ich nicht aus" zu einer verminderten Schmerztoleranz führen. Katastrophisierende Gedanken, Schmerzfokussierung, Resignation und Kontrollverlust über den Schmerz sind hier zu nennen, die dem Hilflosigkeits- und Selbstwirksamkeitskonzept von Seligman und Bandura zuzuordnen sind. Demnach verstärken negative Selbstwirksamkeitserwartungen den Schmerz z.B. darüber, dass eine Schmerzerwartung zu Stress und Spannung führt, die wiederum über eine Vasokonstriktion im Muskel Schmerz auslösen kann (Rief & Freyberger, 2006; Tölle & Flor, 2006; Fritsche & Haag, 2003). So berichteten z.B.

Kinder mit chronischen Kopfschmerzen vermehrt über ungünstige Stressbewältigungsstrategien und weniger über positive Selbstinstruktionen (Saile & Scalla, 2006). Auf der affektiven Ebene dominieren bei Schmerzpatienten eine ängstliche, niedergeschlagene, gereizte und ärgerliche Stimmung. Ein andauernd schlechtes Befinden wiederum führt via limbisches System zur Herabsetzung der Schmerzschwelle und somit wieder zu verstärkten Beschwerden (Tölle & Flor, 2006; Fritsche & Haag, 2003). Häufig resultiert daraus Vermeidungsverhalten mit der möglichen Konsequenz der sozialen Ausgrenzung, die wiederum im Gehirn durch das damit verbundene Stressgefühl typische Schmerzsignale auslösen kann (Tölle & Flor, 2006; Peichl, 2007), womit sich der Teufelskreislauf schließt.

2.2.2. Das Modell der Salutogenese

Während Diathese-Stress-Modelle als sogenannte Risiko-Modelle beschreiben was krank macht, konzentriert sich die salutogenetische Forschung auf Faktoren, die gesund erhalten. Das Modell der Salutogenese von Antonovsky (1979) stützt sich auf die zwei Grundannahmen, dass Krankheiten eine normale Erscheinung im menschlichen Leben sind und dass Gesundheit und Krankheit Pole eines gemeinsamen Kontinuums sind. Aus salutogenetischer Sicht sind wichtige subjektive Kriterien das eigene Befinden, das Schmerzerleben und die subjektiv erlebte Funktionsfähigkeit. Des Weiteren postuliert Antonovsky, dass Stressoren nicht per se schädlich sind, sondern bei Bewältigung gesundheitsfördernde Konsequenzen, im Sinne erhöhter Selbstwirksamkeit, haben. Antonovsky benennt in seinem Modell Faktoren, die einen konstruktiven Umgang mit Stress ermöglichen. Diese Faktoren, benannt als individuelle Widerstandsressourcen, lassen sich unterteilen in kognitive Ressourcen, psychische Ressourcen, physiologische Ressourcen und ökonomisch-materielle Ressourcen. Zu den kognitiven Ressourcen gehören Wissen, Intelligenz und Problemlösefähigkeit. Die psychischen Ressourcen beinhalten Selbstvertrauen, Ich-Identität, Selbstsicherheit und Optimismus. Die Konstitution als anlagebedingte oder erworbene körperliche Stärken und Fähigkeiten stellt die physiologische Ressource dar. Als ökonomisch-materielle Ressourcen benennt Antonovsky finanzielle Sicherheit und Unabhängigkeit und einen sicheren Arbeitsplatz. Diese individuellen

Widerstandsressourcen bedingen inwieweit die betreffende Person der Dauerkonfrontation mit Stressoren gewachsen ist. Daraus ergibt sich nach Antonovsky ein sogenanntes „Kohärenzgefühl". Das Kohärenzgefühl ist gekennzeichnet durch eine globale Orientierung eines andauernden und dennoch dynamischen Vertrauens, dass Stimuli des Lebens weitgehend strukturiert, vorhersehbar und erklärbar sind, dass man ausreichend Ressourcen zur Bewältigung besitzt und dass Anforderungen Herausforderungen sind, für die es sich lohnt sich anzustrengen. Dass ein solches Kohärenzgefühl entsteht, setzt Erfahrungen der Konsistenz, der Partizipation und der Belastungsbalance voraus. Personen mit einem starken Kohärenzgefühl bewerten Reize eher als Nicht-Stressoren und mehr als positive Herausforderung. Sie haben mehr Vertrauen in ihre eigenen Ressourcen und damit auch mehr Vertrauen darauf, dass sie die Situation schon bewältigen werden. Ein ausgeprägtes Kohärenzgefühl ermöglicht ihnen weiterhin ihre eingesetzten Bewältigungsstrategien kontinuierlich auf ihre Effektivität hin zu überprüfen (Franke, 2006).

Nachdem nun krankmachende und gesunderhaltende Faktoren erörtert wurden, soll im folgenden Kapitel herausgearbeitet werden, welchen Beitrag die Bindungstheorie zu den Annahmen des Diathese-Stress-Modells und des Modells der Salutogenese hinsichtlich der Entstehung und Aufrechterhaltung rezidivierender Schmerzformen leisten kann. Dabei sollen Risikofaktoren und Schutzfaktoren gleichermaßen heraus gearbeitet werden.

2.2.3. Beitrag der Bindungstheorie

Sowohl das Diathese-Stress-Modell als auch das Modell der Salutogenese identifiziert mehrere krankmachende bzw. gesunderhaltende Faktoren. Auf der physiologischen Ebene postuliert das Diathese-Stress-Modell für die Schmerzentstehung und -aufrechterhaltung eine erhöhte psychophysiologische Reagibilität, die im Zusammenhang mit nutzungsabhängigen neuronalen Verschaltungsmustern und endokrinologischen Veränderungen gesehen werden kann und als Selbstregulationssystem bezeichnet wird. Das salutogenetische Modell postuliert auf der physiologischen Ebene Ressourcen der anlagebedingten oder erworbenen Konstitution. Die Bindungstheorie, und hier vor allem die neueren Ansätze, liefert hier über die unter 2.1.4 beschriebenen Prozesse der Affektregulation ein

Modell dafür, wie sich das Selbstregulationssystem des Kindes entwickelt und aber auch, wie die Entwicklung eines solchen behindert werden kann. Hier wurde postuliert, dass eine zuverlässige und kontingente Affektspiegelung durch die Bindungsperson die Entwicklung eines Selbstregulationssystems beim Kind fördert und dass unter Bedingungen einer ausbleibenden oder nicht kontingenten Affektspiegelung die Entwicklung eines Selbstregulationssystems nur defizitär verläuft. Demnach kann schon auf der physiologischen Ebene für sich genommen eine sichere Bindung eine Ressource und eine unsichere Bindung ein Risiko darstellen. Die frühen Niederschriften im orbitofrontalen System gehen als wichtiger Bestandteil in das sich immer weiter differenzierende Arbeitsmodell des Kindes ein. Das Arbeitsmodell als Vorstellungsmodell von sich und der Welt beinhaltet spezifische Vorstellungen, Gedanken und Erwartungen. So ist z.B. das Arbeitsmodell eines sicher gebundenen Kindes dadurch gekennzeichnet, dass es auch negative Gedanken und Gefühle in eine insgesamt positive gefühlsmäßige Erwartung über einen guten Ausgang integrieren kann (Fremmer-Bombik, 1995). So zeigen sicher gebundene Kinder vermehrt beziehungsorientierte Strategien und verfügen über eine positive Selbsteinschätzung (Höner, 1998, 2000). Das Arbeitsmodell eines sicher gebundenen Kindes weist somit wichtige Faktoren auf, die Antonovsky zu den kognitiven und psychischen Widerstandsressourcen zählt. Es kann von daher auch angenommen werden, dass sicher gebundene Kinder über ein ausgeprägteres Kohärenzgefühl im Sinne Antonovskys verfügen als unsicher gebundene Kinder und damit Reize weniger als Stressoren und mehr als Herausforderung bewerten. Das Arbeitsmodell von unsicher gebundenen Kindern beinhaltet aufgrund der gemachten Erfahrungen mit der Bindungsperson keine positive Erwartungshaltung. Unsicher-ambivalent gebundene Kinder zeigen widersprüchliche Beziehungsstrategien, suchen vermehrt Aufmerksamkeit und haben ein negatives Selbstkonzept. Unsicher-vermeidend gebundene Kinder zeigen beziehungsvermeidendes Verhalten und eine vermeidend-perfekte Selbsteinschätzung (Höner, 1998, 2000). Die den beiden unsicheren Bindungsmustern fehlende positive Erwartungshaltung und ein nur defizitär ausgebildetes Selbstregulationssystem lassen im Sinne Antonovskys vermuten, dass diese beiden Bindungsmuster weniger über kognitive und psychische Ressourcen verfügen, als es für das sichere Bindungsmuster angenommen werden kann. Vielmehr sind für die unsicheren Bindungsmuster Negativ-Kognitionen und eine negative Affektivität anzunehmen, die im Sinne eines Diathese-Stress-Modells als eine Krankheit aufrechterhaltend oder verstärkend bzw. als dysfunktionale Schmerz- und/oder Stressbewältigung gelten. Für das desorganisierte Bindungsmuster werden traumatisierende Bindungserfahrungen angenommen, so dass hier von einem sehr defizitären Selbstregulationssystem und verstärkten Negativ-Kognitionen auszugehen ist.

In dem nun folgenden Kapitel sollen die bis hierhin herausgearbeiteten Überlegungen zusammengefasst und überblicksartig dargestellt werden, um daran anschließend im Zusammenhang mit der Erörterung des funktionalen Schmerzsyndroms im Kindesalter die der vorliegenden Arbeit zugrunde liegenden Hypothesen abzuleiten.

2.2.4. Zusammenfassung

Nach der Erörterung krankmachender und gesunderhaltender Faktoren sowie der Risikofaktoren einer unsicheren Bindung und der Schutzfaktoren einer sicheren Bindung sollen diese noch einmal zwecks eines besseren Überblicks tabellarisch dargestellt werden. Die folgenden beiden Tabellen konzentrieren sich auf die zusammengefasste Darstellung der wichtigsten Faktoren. Von daher muss hier erwähnt werden, dass dieser Überblick eine eher vereinfachende Darstellung der Zusammenhänge zwischen Krankheit, Gesundheit und der Art der Bindungsqualität darstellt, die aus den vorangegangenen differenzierteren Überlegungen abgeleitet wird.

Tab. 1: Das Diathese-Stress-Modell und die Risikofaktoren einer unsicheren Bindung

Ebenen des Diathese-Stress-Modells	Risikofaktoren im Diathese-Stress-Modell	Risikofaktoren einer unsicheren Bindung
Physiologische Ebene	– erhöhte psychophysiologische Reagibilität – endokrinologische Veränderungen	– defizitäre Entwicklung der Selbstregulation – Organismus vermehrt im Zustand des Hyperarousals
Auslösende Faktoren	– Stressoren	– vermutlich werden mehr Reize als Stressoren erlebt

		- vermutlich höhere Anzahl von stresshaften Erlebnissen
Aufrechterhaltende Faktoren	- Negativkognitionen - Hilflosigkeit - Negative Affektivität	- keine positive Erwartungshaltung - Beziehungsstrategien vermeidend oder ambivalent - Negatives Selbstkonzept - Negative Affektivität

Die Tabelle 1 soll im Überblick verdeutlichen, dass es bezüglich der Risikofaktoren sowohl aus der Sicht des Diathese-Stress-Modells als auch aus Sicht der Bindungstheorie Überschneidungen bzw. Entsprechungen gibt. Im Sinne eines ganzheitlichen Denkens erscheint es hier sinnvoll, für die Abklärung von Risikofaktoren zusätzlich zu einem medizinischen Modell auch ein entwicklungspsychologisches Modell hinzuzuziehen. Des Weiteren ergibt sich aus dem hinzugezogenen ressourcenorientierten Modell der Salutogenese, dass die gesunderhaltenden Faktoren ebenfalls auch in einem entwicklungspsychologischen Modell aufzufinden sind. Diese sollen in der folgenden Tabelle dargestellt werden.

Tab. 2: Das Modell der Salutogenese und die Schutzfaktoren einer sicheren Bindung

Ebenen des Modells der Salutogenese	Schutzfaktoren im Modell der Salutogenese	Schutzfaktoren einer sicheren Bindung
Physiologische Ressourcen	- anlagebedingte oder erworbene Konstitution	- gelungene Entwicklung der Selbstregulation - ausgewogene Balance der kindlichen Stressachse
Psychische Ressourcen	- Selbstvertrauen - Ich-Identität - Selbstsicherheit - Optimismus	- positives Selbstkonzept - positive Erwartungshaltung

35

Kognitive Ressourcen	– Wissen, Intelligenz
	– Problemlösefähigkeit
	– Fähigkeit, Verhalten
	  auf Effektivität hin zu
	  überprüfen
	– Ausgeprägtes
	  Kohärenzgefühl
		– intelligenzunabhängig
		– empirisch belegte
		  bessere
		  Problemlösefähigkeit
		– beziehungsorientierte
		  Strategien
		– vermutlich werden
		  weniger Reize als
		  Stressoren bewertet

Tabelle 2 verdeutlicht, dass es auch für die Schutzfaktoren aus Sicht des salutogenetischen Modells und aus Sicht der Bindungstheorie Überschneidungen bzw. Entsprechungen gibt. Auch hier muss erwähnt werden, dass die zweite tabellarische Darstellung vereinfachend erfolgt und vorrangig ein synthetisches bzw. ganzheitliches Denken veranschaulichen soll und z.B. keine spezifischen altersabhängigen Monokausalfaktoren darstellt.

Im nun folgenden Teil werden die externen Kriterien primärer Kopfschmerz und funktioneller Bauchschmerz im Kindesalter dargestellt, um davon ausgehend vor dem Hintergrund einer ganzheitlichen Sichtweise die Hypothesen der vorliegenden Arbeit abzuleiten.

3. Außenkriterien

Als Außenkriterien für die weitere externe Validierung des Bochumer Verfahrens zur Erfassung der Bindungsqualität (BOBIT) werden in der vorliegenden Arbeit funktionale Schmerzsymptome im Kindesalter herangezogen. Rezidivierende Schmerzerfahrungen ohne organischen Befund oder ohne ausreichende somatische Erklärungsmöglichkeit zeigen sich bei Kindern überwiegend anhand von Kopf- und/oder Bauchschmerzen (Brinkmann, 2000). Die Symptome primärer Kopfschmerz und funktioneller Bauchschmerz bei Kindern sollen im Folgenden kurz dargestellt werden.

3.1. Primärer Kopfschmerz bei Kindern

Kopfschmerzen, als Schmerzempfindungen im Bereich des Kopfes, werden in primäre und sekundäre Kopfschmerzen unterteilt. Sekundäre Kopfschmerzen sind Symptom einer organischen Grunderkrankung und treten somit im Zusammenhang mit einem organischen Befund auf. Dagegen ist der primäre Kopfschmerz eine eigenständige Erkrankung, die nicht im Zusammenhang mit einer anderweitigen organischen Grunderkrankung steht. Zu den primären Kopfschmerzen zählen die Migräne, der Spannungskopfschmerz und der Clusterkopfschmerz. Zur differentiellen klinischen Symptomatik sei hier aus Kapazitätsgründen auf Diener (2003) verwiesen. Der in der vorliegenden Arbeit erfasste Kopfschmerz bei Kindern gehört somit zur Gruppe der primären Kopfschmerzen.

Bereits im Vorschulalter sind 20% der Kinder von Kopfschmerzen betroffen. Bis zum 12. Lebensjahr haben rund 90% der Kinder Kopfschmerzerfahrung. Davon kennen 60% der Kinder Kopfschmerzen vom Spannungstyp und 12% der Kinder leiden unter Migräne (DMKG, 2005). Des Weiteren ist ein Anstieg der Kopfschmerzen bei Teenagern, die höhere Schulen besuchen, zu verzeichnen. Dieser Befund wird von den Autoren im Zusammenhang mit schulischer Mehrbelastung gesehen (Fendrich et. al., 2007). Die hohe Prävalenzrate im Kindesalter zeigt, dass Kopfschmerzen ein ernst zu nehmendes Problem sind (Ostkirchen et al, 2006).

Für die Migräne, die meist um das 6. Lebensjahr beginnt (Kutschke, 2000), wird als Ursache angenommen, dass sich das Gehirn als möglicherweise genetische Prädisposition (Limmroth & Diener, 2003) nicht genügend gegen innere und äußere Reize abschirmen kann. Als sogenannte Triggerfaktoren gelten hier Störungen des Schlaf-Wachrhythmus, Stress, bestimmte Nahrungsmittel und hormonelle Schwankungen. Es kommt zur Migräne, wenn die Summe dieser Trigger die Belastbarkeit des Gehirns übersteigt. Eine erbliche Komponente ist nicht heilbar, dagegen aber entscheiden die Triggerfaktoren mit über die Häufigkeit des Auftretens der Migräne (DMKG, 2005). So konnten in einer Studie von Ballotin et. al. (2005) Essprobleme im Alter von 9 Monaten, Depression und Schlafprobleme im Alter von 3 Jahren und psychische Probleme im Alter von 5 Jahren als Prädiktoren für ein späteres Auftreten von Migräne identifiziert werden.

Für den Spannungskopfschmerz, der vorwiegend ab dem späten Kindesalter auftritt (Kutschke, 2000), sind die Ursachen bislang nicht erschöpfend geklärt. Als ursächliche äußere Faktoren gelten aber Verspannungen und als ursächliche innere Faktoren gelten Stress, Angst und emotionale Probleme. Wenn dieses Zusammenwirken von inneren und äußeren Faktoren nicht durchbrochen wird, dann werden schmerzlindernde Impulse blockiert und der gelegentliche Kopfschmerz wird chronisch (DMKG, 2005).

Als psychologische Gemeinsamkeiten von Kopfschmerzen vom Spannungstyp und der Migräne werden zum einen eine Diathese (Neigung mit einem Organsystem zu reagieren) und zum anderen ein dysfunktionaler Umgang mit Stress benannt. Kritische Lebensereignisse, die mit Belastung einhergehen, führen zu Stress. Ebenfalls führen Gefühle von Angst, Scham und Ärger, wenn sie nicht zum Ausdruck gebracht werden können, zu einer emotionalen Hemmung, die wiederum in Stress resultiert. Für den Spannungskopfschmerz sind ungünstige Sozialisationsbedingungen typisch. Erwachsene Patientinnen und Patienten mit Migräne neigen dazu, Anforderungssituationen als bedrohlich wahrzunehmen und reagieren mit Vermeidungsverhalten (Bischoff & Traue, 2005). Des Weiteren gaben Eltern von Kindern mit Migräne an, dass ihre Kinder nicht gerne mit anderen Kindern spielen (Ballotin et. al., 2005). Dieser Befund könnte ein Hinweis auf frühe Vorläufer für das gefundene

Vermeidungsverhalten im späteren Alter sein. Für Kinder mit Migräne und für Kinder mit Spannungskopfschmerzen konnten mehr Verhaltens- und emotionale Probleme nachgewiesen werden, als für Kinder ohne Kopfschmerzen. Dabei zeichneten sich Kinder mit Kopfschmerzen vom Spannungstyp durch mehr Schüchternheit aus als Kinder mit Migräne und als Kinder ohne Kopfschmerzen (Mazzone et. al., 2006). Für Erwachsene konnten für Patienten mit Migräne und für Patienten mit Spannungskopfschmerz unterschiedliche kognitive Muster identifiziert werden. Während der erwachsene Patient mit Migräne eine hohe Außenorientierung, einen hohen Leistungsanspruch und Versagensangst aufweist, zeigt der erwachsene Patient mit Spannungskopfschmerz eine hohe Innenorientierung, einen niedrigen Leistungsanspruch und Depressivität. Diese unterschiedlichen kognitiven Muster werden von den Autoren als Folge des unterschiedlichen Schmerzcharakters vermutet und weniger als prämorbid in der Persönlichkeit des Patienten angelegt (Fritsche & Haag, 2003).

Vor dem Hintergrund eines Diathese-Stress-Modells und dem Modell der Salutogenese erscheint es aber sinnvoll, auch eine eventuell gegebene prämorbide Persönlichkeit genauer zu identifizieren. Nachdem psychobiologische und psychologische Aspekte und auch Prädiktoren für den primären Kopfschmerz bei Kindern kurz umrissen wurden, soll im methodischen Teil der Arbeit über die externe Validierung des BOBIT versucht werden, einen Nachweis über einen möglichen Zusammenhang zwischen rezidivierenden Kopfschmerzen bei Kindern und der Art ihrer Bindungsqualität zu erbringen.

3.2. Funktioneller Bauchschmerz bei Kindern

Bauchschmerzen bei Kindern werden unterschieden in Bauchschmerzen mit organpathologischem Befund, dysfunktionelle Bauchschmerzen (z.B. allergische Reaktionen, gestörte Darmmuskelmotilität) und Bauchschmerzen, die auf keine somatische Ursache zurückzuführen sind. Letztere werden als funktioneller oder auch idiopathischer Bauchschmerz (IBS) bezeichnet.

Rezidivierende Bauchschmerzen ohne organischen Befund sind nach rezidivierenden Kopfschmerzen das häufigste Schmerzsyndrom bei Kindern. Schätzungen zur Prävalenz liegen bei 6-30 % (Krämer, 2004).

Gutjahr (2000) fand eine Prävalenz für den idiopathischen Bauchschmerz von 9-15 %. Darüber hinaus finden sich Hinweise für eine hohe Komorbidität zwischen rezidivierenden Bauchschmerzen und rezidivierenden Kopfschmerzen (Ostkirchen et al, 2006).

Vor dem Hintergrund eines biopsychosozialen Erklärungsansatzes wird das Phänomen idiopathischer Bauchschmerz im Rahmen eines Gesamtgefüges betrachtet. Demnach entsteht er durch die drei sich wechselseitig beeinflussenden Teilbereiche Körper, Psyche und soziale Umwelt und er wird über den Entwicklungsverlauf aufrecht erhalten. Idiopathischer Bauchschmerz als multifaktorielles Geschehen beinhaltet somit physiologische und emotionale Komponenten (Robinson et. al., 1990). Hinsichtlich physiologischer Komponenten wird auf der Grundlage des entwicklungsneurologischen Prinzips der erfahrungs-erwartenden neuronalen Plastizität argumentiert und angenommen, dass bei der Entwicklung rekurrierender Bauchschmerzen die Sensitivierung der viszeralen Schmerz- und Beschwerdewahrnehmung wesentlich ist. Danach werden die Schmerzschwellen bzw. -toleranzen in der frühen Kindheitsphase ausgebildet (Niebank & Petermann, 2000). Hinsichtlich emotionaler Komponenten identifizierten Robinson et. al. (1990) und Steinhausen (2002) eine Reihe psychologischer Auffälligkeiten bei Kindern mit rezidivierenden Bauchschmerzen. So zeigten sich diese insgesamt ängstlicher, schüchterner, leichter erregbar und auch depressiv verstimmter als die im Vergleich untersuchten gesunden Kinder. Ihre Eltern zeigten selbst häufiger Symptome (Migräne, Bauchschmerzen) als Eltern von gesunden Kindern, und sie wurden als überbehütend und auf die Krankheit fixiert beschrieben. Für Kinder mit rezidivierenden Bauchschmerzen waren eine größere Anzahl stressvoller Ereignisse in den letzten Monaten vor Beginn der Schmerzen zu verzeichnen als für gesunde Kinder. Robinson et. al. (1990) eruierten stressvolle Ereignisse und interpersonelle Konflikte als wichtige Trigger für das Auftreten der funktionellen Bauchschmerzsymptomatik. Ganz ähnlich beschreibt Gutjahr (2000) stressvolle Ereignisse und familiäre Probleme als psychosoziale Komponenten, die im Zusammenhang mit dem Auftreten von funktionellen Bauchschmerzen stehen. Nach den Ausführungen von Krämer (2004) verfügen Kinder mit idiopathischem Bauchschmerz neben geringeren Schmerzbewältigungskompetenzen auch generell über niedrigere sozialkognitive Kompetenzen. Hier wird das typische IBS Kind beschrieben als ängstlich, fremdbestimmt und um die Anerkennung von Erwachsenen bemüht. In ihrer eigenen Untersuchung konnte Krämer (2004) zeigen, dass IBS Kinder im Vergleich zu schmerzerfahrenen Kontrollgruppen (Bauchschmerz mit somatischer Ursache und Kinder mit Oberarmfraktur) signifikant häufiger medizinische Probleme in der Vorgeschichte aufwiesen, signifikant mehr negative Stressbewältigungsstrategien zeigten, signifikant mehr Sorgen und Belastungen äußerten, signifikant ängstlicher waren und bei ihnen signifikant mehr aktuelle Belastungen in der Familie vorlagen. Ihre Schmerzen traten signifikant häufiger im Zusammenhang mit belastenden Lebensereignissen auf. Für die IBS Kinder kristallisierten sich im Vergleich zu den Kontrollgruppen ganz deutlich familiäre Probleme, Trennungsangst und soziale Ängste in der Schule als psychosoziale Faktoren heraus, die im Zusammenhang mit der funktionellen Bauchschmerzsymptomatik stehen.

Nach der Erörterung biopsychosozialer Faktoren, die am Geschehen der funktionellen Bauchschmerzsymptomatik beteiligt sind, soll im methodischen Teil der Arbeit über die externe Validierung des BOBIT versucht werden, einen Nachweis über einen möglichen Zusammenhang zwischen rezidivierenden Bauchschmerzen bei Kindern und der Art ihrer Bindungsqualität zu erbringen.

Die zentralen Hypothesen und Fragestellungen der vorliegenden Arbeit, die der externen Validierung des BOBIT zugrunde liegen, werden im folgenden Kapitel dargestellt.

4. Zusammenfassung und Hypothesen

Zur externen Validierung des Verfahrens zur Erfassung der Bindungsqualität wurden die Außenkriterien primärer Kopfschmerz und funktioneller Bauchschmerz gewählt. Theoretische Grundannahmen über einen vorstellbaren Zusammenhang zwischen der Bindungsqualität und den gewählten Außenkriterien wurden unter 2.1.4 bis 2.2.4 erörtert. Das ressourcenorientierte Modell der Salutogenese wurde unter 2.2.2 und 2.2.4 vorgestellt. Vor dem Hintergrund eines ganzheitlichen Denkens (defizit- und ressourcenorientiert) erscheint es hier sinnvoll zusätzlich zu den Außenkriterien primären Kopf- und funktionellen Bauchschmerzen ebenfalls kindliche Ressourcen, gemessen als gesundheitsbezogene Lebensqualität, mit zu erheben. Für die kindliche Lebensqualität, als weiteres Außenkriterium, erfolgt hier keine gesonderte Erörterung. Die Darstellung der zu erfassenden Maße erfolgt unter 5.2.3.

Ausgehend von den erörterten theoretischen Grundannahmen werden folgende Hypothesen zur Validierung des Verfahrens zur Erfassung der Bindungsqualität gebildet:

1. Kinder mit rezidivierenden Kopfschmerzen erzielen höhere Kennwerte auf der Dimensionsskala A (Items, die das unsicher vermeidende Bindungsmuster beschreiben) als Kinder ohne rezidivierende Kopfschmerzen.

2. Kinder mit rezidivierenden Bauchschmerzen erzielen höhere Kennwerte auf der Dimensionsskala C (Items, die das unsicher-ambivalente Bindungsmuster beschreiben) als Kinder ohne rezidivierende Bauchschmerzen.

3. Kinder mit rezidivierenden Kopf- und Bauchschmerzen erzielen niedrigere Kennwerte auf der Dimensionsskala B (Items, die das sichere Bindungsmuster beschreiben) als Kinder ohne rezidivierende Kopf- und Bauchschmerzen.

4. Es besteht ein positiver Zusammenhang zwischen der kindlichen Lebensqualität und einer sicheren Bindung und ein negativer Zusammenhang zwischen der kindlichen Lebensqualität und einer unsicheren Bindung.

5. Dabei wird angenommen, dass sicher gebundene Kinder die höchste Ausprägung in der Lebensqualität erzielen und dass unsicher-ambivalent gebundene Kinder die niedrigste Ausprägung in der Lebensqualität erzielen.

6. Kinder mit rezidivierenden Kopf- und/oder Bauchschmerzen erzielen niedrigere Kennwerte in der gesundheitsbezogenen Lebensqualität als Kinder ohne rezidivierende Kopf- und/oder Bauchschmerzen.

5. Methodischer Teil

Die Datenerhebung erfolgte im Rahmen des Forschungsprojekts der Klinik und Poliklinik für Neurologie an der Medizinischen Fakultät der Universität Duisburg-Essen „Kognitive Vulnerabilität durch Interferenzen bei Kindern mit und ohne rezidivierend auftretende Kopf- und Bauchschmerzen" unter der Leitung von Frau Dr. Ostkirchen. Die Daten wurden im Zeitraum von 2003 bis 2006 von Doktorandinnen der Medizinischen Fakultät der Universität Duisburg-Essen und von Diplomandinnen der Ruhr-Universität Bochum und der Bergischen Universität Wuppertal erhoben. Das Projekt beinhaltet eine epidemiologische und eine experimentelle Studie.

Aus der experimentellen Studie wurde für die vorliegende Arbeit auf Daten von 302 Kindern und Jugendlichen im Alter von 5 bis 15 Jahren aus Dorstener Kindergärten und Grundschulen und der Gesamtschule Schermbeck zurückgegriffen. Für die Beantwortung der Fragestellung in dieser Arbeit wurden von den erhobenen Daten im Querschnitt die erfasste Bindungsqualität, das Vorliegen rezidivierender Schmerzen und für eine Teilstichprobe von 121 Kindern zusätzlich die gesundheitsbezogene Lebensqualität ausgewertet. Des Weiteren wurde für die Validierung des Bochumer Verfahrens zur Erfassung der Bindungsqualität auf Daten von 46 Kindern im Alter von 5 bis 10 Jahren, für die zusätzlich in einem vierjährigen Längsschnitt zu 4 Messzeitpunkten die Bindungsqualität ermittelt wurde, zurückgegriffen.

5.1. Beschreibung der Stichprobe

Aus der experimentellen Studie wurden Daten von 302 Kindern und Jugendlichen für diese Arbeit verwendet. Geschlecht und Alter dieser Stichprobe teilen sich wie folgt auf:

Tab. 3: Geschlecht und Alter in der vorliegenden Stichprobe (N= 302)

	Mädchen	Jungen	Summe
5 jährige	3	0	3
6 jährige	20	17	37
7 jährige	44	44	88
8 jährige	56	47	103
9 jährige	14	15	29
10 jährige	6	6	12
13 jährige	5	4	9
14 jährige	7	9	16
15 jährige	2	3	5
Summe	157	145	302

Tabelle 3 zeigt, dass sich die Anzahl der Jungen und Mädchen in etwa gleich über die Stichprobe verteilt. Die 7- und 8jährigen Kinder sind am häufigsten vertreten. Die Einteilung der Kinder in die Gruppen „mit und ohne rezidivierende Schmerzen" und in die Bindungsgruppen A, B und C erfolgt im Ergebnisteil dieser Arbeit.

5.2. Angewendete Verfahren

Im Folgenden werden die angewendeten Verfahren beschrieben, die zur Erfassung der Bindungsqualität, des Vorliegens rezidivierender Schmerzen und des Ausmaßes der gesundheitsbezogenen Lebensqualität herangezogen wurden.

5.2.1. Das Bochumer Verfahren zur Erfassung der Bindungsqualität (BOBIT)

Das Bochumer Verfahren zur Erfassung der Bindungsqualität für 8 bis 14jährige Kinder wurde von Höner (1998, 2000) im Rahmen einer Diplomarbeit entwickelt. Ein hauptsächliches Anliegen war hierbei der Versuch, die zum damaligen Zeitpunkt bestehende methodische Lücke in der Erfassung von Bindungsqualität für diese Altersstufe zu schließen. Die Konstruktion des Testverfahrens erfolgte theorie- und empiriegeleitet, eng angelehnt an bisherige Befunde aus der Bindungsforschung. Zur detaillierten Herleitung sei an dieser Stelle auf Höner (1998, 2000) verwiesen. Nach der Konstruktion des Verfahrens zur Erfassung der Bindungsqualität wurden im Rahmen von zwei Voruntersuchungen jeweils einige Items revidiert. Durch diese Revision konnte eine Erhöhung der internen Konsistenz sowie eine verbesserte Trennschärfe der einzelnen Items erreicht werden (Höner, 1998, 2000). Nach dem Einsatz des Verfahrens zur Erfassung der Bindungsqualität in einer Stichprobe von 82 Jungen wurde eine erneute Itemrevision durchgeführt (Trudewind & Steckel, 1999). Sieben Items wurden dabei leicht inhaltlich verändert, bei weiteren vier Items wurde lediglich der Satzbau verändert. Es konnte dadurch noch eine weitere Verbesserung der internen Konsistenz erzielt werden. Diese letztmalig revidierte Version (Trudewind & Steckel, 1999) ist die, die allen weiteren Untersuchungen zugrunde liegt. Insgesamt wurde das Verfahren zur Erfassung der Bindungsqualität bislang an 1957 Kindern erprobt. Ein Überblick über diese Untersuchungen sowie deren Ergebnisse erfolgt in Kapitel 6.

Das Bochumer Verfahren zur Erfassung der Bindungsqualität (BOBIT) ist ein semiprojektives Verfahren, angelehnt an die Gittertechnik von Schmalt (1973). Bei einem semiprojektiven Verfahren wird das zu erfassende Konstrukt (Bindung)) an Situationen gebunden, die durch einen ausgewählten Bildersatz (bindungsthematische Situationen) dargeboten werden. Dieser Bildersatz besteht aus 11 Bildern mit bindungsthematischem Inhalt aus dem Alltag eines Kindes. Auf den Bildern werden Freundschaftsbeziehungen dargestellt, Trennungs- und Wiedervereinigungssituationen, Situationen, in denen die Eltern mit Liebesentzug reagieren können, Situationen, in denen das Kind Angst, Kummer oder Schmerz empfindet und alltägliche Interaktionen in der Familie. Zusätzlich zum Bildersatz wurde das Konstrukt „Bindungsmuster" über 105 Items operationalisiert, die als festgelegte Antwortalternativen dienen. Davon beschreiben 35 Items ein sicheres Bindungsmuster, 35 Items ein unsicher-vermeidendes Bindungsmuster und 35 Items ein unsicher-ambivalentes Bindungsmuster. Dieses Vorgehen beinhaltet über die festgelegten Items und über die Testanweisung, aus dem Bildersatz eine Bildergeschichte zu vervollständigen, als anvisierte TAT äquivalente Methode, die Kriterien eines semiprojektiven Verfahrens. Die Entscheidung für ein semiprojektives Verfahren begründete sich darin, dass in der mittleren Kindheit Trennungsepisoden wie beim FST nicht mehr unmittelbar beobachtbares Bindungsverhalten auslösen und gleichzeitig eine

Erfassung der Bindungsqualität über respondente Messverfahren in dieser Altersstufe noch nicht sicher möglich ist (Scheuerer-Englisch, 1989; Zimmermann, 1995). Des Weiteren postuliert die Bindungstheorie, dass die unbewussten Anteile des inneren Arbeitsmodells den eigentlichen Kern des „inner working models" widerspiegeln und somit einer respondenten Methode nicht sicher zugänglich sind.

Das Verfahren zur Erfassung der Bindungsqualität versucht nun über die Items zu erfassen, in welchem Ausmaß die durch die Bilder angeregten Personenbezüge von den Kindern nach dem Muster unsicher-vermeidender, sicherer und unsicher-ambivalenter Bindungsqualität strukturiert werden. Demnach drückt sich in den ermittelten Kennwerten für die A-Skala (unsicher-vermeidend), die B-Skala (sicher) und die C-Skala (unsicher-ambivalent) das Ausmaß der Sicherheit bzw. der Unsicherheit in der Bindungsorganisation aus. Die Entwicklung des Entscheidungskalküls für die Bindungsklassifikation (Höner, 1998, 2000; Trudewind & Stekkel, 1999) erfolgte empiriegeleitet und wurde in allen Nachfolgeuntersuchungen stets einer erneuten Überprüfung unterzogen. Die Herleitung des Entscheidungskalküls und die Nachfolgeuntersuchungen werden unter 6.2 dargestellt.

5.2.2. Der Eltern- und Kinderfragebogen

Mit dem Eltern- und Kinderfragebogen werden das Vorliegen von rezidivierenden Kopfschmerzen und Bauchschmerzen gemäß der IHS Klassifikation (2004) und gemäß den Rome II Kriterien (Rasquin-Weber et al, 1999) erfasst. Die Fragebögen wurden im Rahmen des Projekts „Kognitive Vulnerabilität durch Interferenzen bei Kindern mit und ohne rezidivierend auftretende Kopf- und Bauchschmerzen" unter der Leitung von Frau Dr. Ostkirchen entwickelt. Für die genaue Herleitung, Beschreibung und Weiterentwicklung dieser Fragebögen sei auf dieses Projekt verwiesen.

5.2.3. Fragebogen zur Erfassung der gesundheitsbezogenen Lebensqualität bei Kindern und Jugendlichen (KINDL)

Der KINDL von Ravens-Sieberer und Bullinger (1998) ist ein psychometrisches Verfahren zur Erfassung der Lebensqualität bei Kindern und

Jugendlichen im Alter von 4 bis 17 Jahren. Der KINDL eignet sich sowohl für gesunde als auch für chronisch kranke Kinder und Jugendliche und kann in klinischen, rehabilitationswissenschaftlichen und epidemiologischen Studien zur Zustands- und Verlaufsbeschreibung eingesetzt werden. Dic Fragebogenform zur Selbstbeurteilung erfasst über die Dimensionen Körperliches Wohlbefinden, Psychisches Wohlbefinden, Selbstwert, Familie, Freunde und Schule relevante Aspekte der Lebensqualität der Kinder und Jugendlichen. Zusätzlich zur Selbstbeurteilung liegt eine Fremdbeurteilungsversion vor, die in vorliegender Untersuchung zusätzlich zur Selbstbeurteilung durch die Kinder von ihren Eltern ausgefüllt wurde. Die bislang ermittelten Gütekriterien erwiesen sich als sehr zufrieden stellend.

6. Befunde zum BOBIT aus vorangegangenen Untersuchungen

Da der Schwerpunkt dieser Arbeit auf der weiteren Validierung des BOBIT liegt, sollen nun im Folgenden zunächst die bislang ermittelten Gütekriterien des BOBIT differenzierter vorgestellt werden. Die aktuellen Befunde der vorliegenden Untersuchung werden in Kapitel 7 dargestellt.

Im Rahmen von 13 folgenden Diplomarbeiten und eines Forschungsprojektes der Ruhr-Universität Bochum (Trudewind & Steckel, 1999) wurde das Verfahren zur Erfassung der Bindungsqualität an insgesamt 1957 Kindern aus unterschiedlichen Stichproben (klinisch, subklinisch, andere Länder und Regelschulen) erprobt und im Hinblick auf seine Reliabilität und Validität untersucht. Des Weiteren wurde analog zu der Jungenversion des Verfahrens eine Mädchenversion angefertigt.

Die folgende Tabelle gibt einen Überblick über den bisherigen Einsatz des Verfahrens zur Erfassung der Bindungsqualität. Die den einzelnen Arbeiten zugrunde liegenden Ermittlungen der Gütekriterien und die eingesetzten Testverfahren zur Erfassung der jeweiligen Außenkriterien sollen im Anschluss an diese Übersicht dargestellt werden.

Tab. 4: Übersicht über den bisherigen Einsatz des Bochumer Verfahrens zur Erfassung der Bindungsqualität

Autor	Titel	N	Art der Stichprobe	Außenkriterien
Höner (1998)	Bindungsqualität bei Jungen im Alter von 8 bis 14 Jahren: Entwicklung und Validierung eines Verfahrens	82	Normalstichprobe	Aggression Empathie
Camilleri (1998)	Attachment Quality: Aggressiveness and Empathy in 8-14 year old adopted and foster-care Children	40	Risikostichprobe	Aggression Empathie

Nossek (1999)	Validierung eines Verfahrens zur Erfassung der Bindungsqualität: Beziehung zu Aggression, Empathie und Angst	120	Normal- stichprobe	Aggression Freundschaft Empathie Angst
Heinecke (1999)	Validierung eines Verfahrens zur Erfassung der Bindungsqualität bei Kindern in einer Risikostichprobe	62	Risiko- stichprobe	Empathie Aggression
Trudewind & Steckel (1999)	Forschungsförderung der AG Spieleforschung „Entwicklung eines Verfahrens zur Erfassung der Bindungsqualität bei 8-14jährigen Jungen und Mädchen"	642	Normal- stichprobe	Empathie
Mushoff (1999)	Der Einfluss des Bindungsstils von Jungen und Mädchen auf ihre Freundschaftsbeziehun- gen zu Peers	109	Normal- stichprobe	Freundschafts- konzept
Seibt (1999)	Elterliche Involviertheit, Bindungsstil und Empathie beim kindlichen Computerspiel	65	Normal- stichprobe	Empathie
Mauschewski (2000)	Konstruktvalidität des Bochumer Bindungstests – Beziehungen zur Emotionsregulation	66	Risiko- stichprobe	Emotions- regulation
Feind (2001	Bindung, Ärger, projizierte Feindseligkeit	s.o.	s.o.	Projizierte Feindseligkeit
Leppers (2001)	Bindungsqualität und Vertrauen in Freundschaftsbeziehun- gen 8-12jähriger Kinder	144	Normal- stichprobe	Freundschafts- maße Vertrauensmaße
Eiselt (2001)	Bindungsqualität bei klinisch auffälligen Kindern. Beziehung zu Empathie, Aggression und Angst	57	Klinische Stichprobe	Empathie Aggression Angst

50

Küpper-Görkes (2001)	Bochumer Bindungstest: Validierung und Erprobung einer Mädchenversion – Beziehung zum Selbstkonzept	202	Normal-stichprobe	Selbstkonzept
Weibel (2003)	Neugier, Angst- und Bindungsmotiv: Beziehungen zur Selbstkongruenz bei Grundschülern	167	Normal-stichprobe	Angst Neugier
Kinder (2003)	Bindung, soziale Netzwerke und Ängstlichkeit	90	Normal-stichprobe	Angst Schüchternheit Neugier
Krakau (2003)	Bochumer Bindungstest: Ein Kulturvergleich zwischen SOS-Kinderdörfern in Deutschland und auf Sansibar	111	Risiko-stichprobe	Empathie Selbstkonzept Unterstützung vs. Strenge der Mütter

Im Folgenden sollen nun die Ergebnisse aller Forschungsarbeiten im Hinblick auf die für das Bochumer Verfahren zur Erfassung der Bindungsqualität ermittelten Gütekriterien dargestellt werden.

6.1. Befunde zur Reliabilität des BOBIT

Die Reliabilität des Verfahrens wurde in den vorangegangenen Untersuchungen mittels der internen Konsistenzen für die A-Skala (alle Items, die das Bindungsmuster A erfassen), die B-Skala (alle Items, die das Bindungsmuster B erfassen) und die C- Skala (alle Items, die das Bindungsmuster C erfassen) ermittelt. Dabei wurden getrennt für jede Skala Reliabilitätsanalysen durchgeführt. Darüber hinaus wurden bei Nossek (1999) und bei Trudewind und Steckel (1999) Re-Test Reliabilitäten und bei Küpper-Görkes (2001) Parallel-Test Reliabilitäten ermittelt. In den Arbeiten von Mushoff (1999), Mauschweski (2000) und Feind (2001) wurden keine internen Konsistenzen ermittelt, so dass diese Arbeiten in der folgenden Tabelle nicht aufgeführt werden. Dabei galten in Anlehnung an Lienert (1969) hinsichtlich der Reliabilität Werte größer .65 als mäßig, Werte größer .70 als zufrieden stellend und Werte größer .80 als gut. Die folgende Tabelle veranschaulicht die internen Konsistenzen für die Skalen A, B und C in den verschiedenen Stichproben.

Tab. 5: Interne Konsistenz der Skalen A, B und C in den verschiedenen Stichproben

	N	A-Skala Cronbachs α	B-Skala Cronbachs α	C-Skala Cronbachs α
Höner (1998)	82	.71	.79	.58
Camilleri (1998)	40	.70	.82	.61
Nossek (1999)	120	.70	.80	.60
Heinecke (1999)	64	.80	.83	.64
Trudewind & Steckel (1999)	642	.70	.82	.65
Seibt (1999)	65	zufrieden stellend	zufrieden stellend	zufrieden stellend
Leppers (2001)	144	.66	.82	.60
Eiselt (2001)	57	.81	.85	.70
Küpper-Görkes (2001)	202	.74 (.68)	.80 (.80)	.72 (.57)
Weibel (2003	167	.74	.82	.53
Kinder (2003)	90	.53	.76	.62
Krakau (2003	111	.62 (.54) .55	.75 (.69) .75	.67 (.27) .53

In der Arbeit von Seibt (1999) wurden keine numerischen Angaben zur internen Konsistenz gemacht; sie wurde als zufrieden stellend angegeben. Bei der Arbeit von Küpper-Görkes (2001) wurden getrennt für die Jungenversion und für die Mädchenversion die internen Konsistenzen berechnet. Die Werte in den Klammern beziehen sich auf die Mädchenversion. In der Arbeit von Krakau (2003) wurden die internen Konsistenzen getrennt für die Untergruppen SOS-Kinderdorf Deutschland, SOS-Kinderdorf Sansibar (in der Tabelle in Klammern aufgeführt) und für Sansibar in der Herkunftsfamilie lebend ermittelt. Die Werte werden in der Tabelle in dieser Reihenfolge wiedergegeben. Für den Einsatz des Bochumer Verfahrens zur Erfassung der Bindungsqualität auf Sansibar wurde das Verfahren in die entsprechende Landessprache übersetzt.

Die internen Konsistenzen für die A-Skala und die B-Skala ergaben außer für die Stichprobe aus Sansibar (Krakau, 2003) für alle weiteren

Untersuchungen deutlich zufrieden stellende Ergebnisse. Es fällt jedoch auf, dass die interne Konsistenz für die C-Skala durchgehend geringer ausfällt. Hier wurde angenommen, dass die Schwierigkeit, die Ambivalenz innerhalb der einzelnen Items zum Ausdruck zu bringen, dafür verantwortlich sein könnte. Als weiterer Grund wurde angenommen, dass sich die Ambivalenz des Bindungsmusters C auch in einem ambivalenten Antwortverhalten äußern kann, d.h., dass von diesen Kindern vermehrt ein uneinheitliches Antwortmuster vorliegt. In der Arbeit von Krakau (2003) wurden für die geringer ausfallenden internen Konsistenzen Übersetzungseffekte und bildthematische Effekte angenommen. Hier war zu vermuten, dass die bildlich dargestellten Szenen den Alltag eines Kindes auf Sansibar nicht so abbilden, wie dieses für die BRD angenommen werden kann.

Die in den Arbeiten von Nossek (1999) und Trudewind und Steckel (1999) ermittelten Re-Test Reliabilitäten fallen insgesamt sehr zufrieden stellend aus. Trudewind und Steckel (1999) ermittelten die Re-Test Reliabilität nach 2 Wochen und fanden mit .74 für die A-Skala, mit .86 für die B-Skala und mit .78 für die C-Skala sehr zufrieden stellende Ergebnisse. Nossek (1999) ermittelte die Re-Test Reliabilitäten nach 6 Monaten getrennt für die Klassenstufen 3, 4, 5 und 6. Für die Klasse 3 fanden sich die höchsten Werte mit .65 für die A-Skala, mit .78 für die B-Skala und mit .60 für die C-Skala. Die ermittelten Werte für die Klassen 5 und 6 lagen geringfügig darunter. Lediglich die Klasse 4 zeigte abweichende Ergebnisse. Hier wurde bemerkt, dass die zweite Erhebung kurz vor den Sommerferien stattfand und sich diese Kinder somit kurz vor dem Schulwechsel zu einer weiterführenden Schule befanden. Unterstützt wurde diese Annahme durch einen Hinweis der Klassenlehrerin auf die momentane Unaufmerksamkeit dieser Kinder.

Küpper-Görkes (2001) ermittelte in ihrer Arbeit Parallel-Test Reliabilitäten, indem sie allen Kindern jeweils die Jungenversion und zu einem zweiten Messpunkt die Mädchenversion vorlegte. Ausgehend von der Annahme, dass die geschlechtsspezifische Ausgestaltung der Anreizsituationen in beiden Versionen des Verfahrens keinen Einfluss auf das angeregte Bindungsmotiv der Kinder hat, ist es möglich, die geschlechtsspezifische Version und die andersgeschlechtliche Version als Parallel-Test zu verstehen. Die auf diese Weise ermittelten Parallel-Test-Koeffizienten wiesen mit .60** für die A-Skala, .68** für die B-Skala und mit .61** für die C-Skala auf dem 1%-Niveau Signifikanz auf.

Zusammenfassend wurden diese Ergebnisse der vorangegangenen Untersuchungen dahingehend interpretiert, dass mit dem Verfahren zur Erfassung der Bindungsqualität individuelle Unterschiede in der Disposition zur Strukturierung bindungsrelevanter sozialer Situationen zuverlässig erfasst werden können.

6.2. Die Bindungsklassifikation

Ein wesentliches Ziel des entwickelten Messansatzes ist es, eine Zuordnung der Kinder zu den einzelnen Bindungsgruppen vorzunehmen. Ausgehend von der Annahme, dass sich die Qualität der Bindung eher im *Insgesamt* der Verhaltensmuster (Verhaltensorganisation) in bindungsrelevanten Situationen niederschlägt als in der Ausprägung einzelner spezifischer Verhaltensweisen (Ainsworth & Wittig, 1969), versucht das Verfahren zur Erfassung der Bindungsqualität über die Items zu ermitteln, in welchem Ausmaß die durch die Bilder angeregten Personbezüge von den Kindern nach dem Muster unsicher-vermeidender, sicherer und unsicher-ambivalenter Bindungsqualität strukturiert werden. Demnach drückt sich in den erzielten Kennwerten für die A-, B- und C-Skala das Ausmaß der Sicherheit bzw. der Unsicherheit in der Bindungsorganisation aus. Anhand der Ergebnisse einer Metaanalyse von Ijzendoorn und Kroonenberg (1988) wurde ein Entscheidungskalkül entwickelt (Höner, 1998, 2000; Trudewind & Steckel, 1999), mit dessen Hilfe eine Klassifikation der Kinder erfolgen kann. Ijzendoorn und Kroonenberg fanden in einer Metaanalyse von 32 Studien, denen eine Bindungsklassifikation von insgesamt 1990 Kindern mittels des Fremde-Situations-Test zugrunde lag, die folgende Verteilung der einzelnen Bindungsmuster: 65% der Stichprobe wiesen eine sichere Bindung auf, 21 % der Stichprobe wiesen eine unsicher-vermeidende Bindung auf und 14 % der Stichprobe wiesen eine unsicher-ambivalente Bindung auf. Wenn man davon ausgeht, dass diese Verteilung in etwa der der Population entspricht und sich diese Verteilung bis in die mittlere Kindheit nicht wesentlich verändert, so kann man versuchsweise die 65% der Kinder der jeweils vorliegenden Stichprobe mit den höchsten Kennwerten in der B-Dimension als sicher gebunden klassifizieren. Ebenso lassen sich auch die 20% der Kinder mit den höchsten Kennwerten in der A-Dimension als vermutlich unsicher-vermeidend klassifizieren. Etwa 15% der Kinder mit den höchsten

Kennwerten in der C-Dimension können demnach als unsicher-ambivalent klassifiziert werden. Das auf dieser Grundlage entwickelte Entscheidungskalkül sieht nun wie folgt aus:

1. Als sicher gebundene Kinder sollen diejenigen Kinder gelten, die in der Verteilung der B-Kennwerte oberhalb des 35. Prozentranges liegen und die gleichzeitig in der Verteilung der A-Kennwerte unterhalb des 80. Prozentranges und in der Verteilung der C-Kennwerte unterhalb des 85. Prozentranges liegen.

2. Als unsicher-vermeidend gebundene Kinder sollen die Kinder gelten, die in der Verteilung der A-Kennwerte oberhalb des 80. Prozentranges liegen und gleichzeitig in der Verteilung der B-Kennwerte unterhalb des 35. Prozentranges und in der Verteilung der C-Kennwerte unterhalb des 85. Prozentranges liegen.

3. Als unsicher-ambivalent gebundene Kinder sollen diejenigen Kinder gelten, die in der Verteilung der C-Kennwerte oberhalb des 85. Prozentranges liegen und gleichzeitig in der Verteilung der B-Kennwerte unterhalb des 35. Prozentranges und in der Verteilung der A-Kennwerte unterhalb des 80. Prozentranges liegen.

Das Entscheidungskalkül hat nun folgende Struktur:

1. Der Proband wird der *Bindungsklassifikationsgruppe B* (sicher) zugeordnet, wenn der Kennwert auf der B-Skala > 16, auf der A-Skala < 8 und auf der C-Skala < 15 ist.

2. Der Proband wird der *Bindungsklassifikationsgruppe A* (unsicher-vermeidend) zugeordnet, wenn der Kennwert auf der A-Skala > 6, auf der B-Skala < 18 und auf der C-Skala < 15 ist.

3. Der Proband wird der *Bindungsklassifikationsgruppe C* (unsicher-ambivalent) zugeordnet, wenn der Kennwert auf der C-Skala > 13, auf der B-Skala < 18 und auf der A-Skala < 8 ist.

Diese endgültige Festlegung der sogenannten Cut-off Werte erfolgte in der Normierungsstichprobe (N= 642) von Trudewind und Steckel (1999).

Im Anschluss an das vorgestellte Entscheidungskalkül soll nun die auf diese Weise ermittelte prozentuale Verteilung der Bindungsmuster für alle Untersuchungen dargestellt werden. Hierbei ist zu berücksichtigen, dass Höner (1998) die noch nicht endgültig revidierte Form des Verfahrens zur Erfassung der Bindungsqualität einsetzte. Der in allen Untersuchungen vorgefundene Anteil nicht klassifizierbarer Kinder (n.k.), d.h. solche, die nach dem Entscheidungskalkül nicht sicher einer Bindungsgruppe zugeordnet werden konnten, variiert in der Ergebnisdarstellung. Zum Teil wurde dieser Anteil von der weiteren Berechnung ausgeschlossen und nicht mehr weiter aufgeführt. Zum Teil wurden aber auch korrigierte Verteilungen berechnet, die eine nachträgliche Zuordnung der Kinder ermöglichte (s. Trudewind & Steckel, 1999). Die Ergebnisse sollen in der folgenden Tabelle veranschaulicht werden. Da Küpper-Görkes (2001) die Jungen mit der Jungenversion und die Mädchen mit der Mädchenversion testete, werden die Ergebnisse getrennt für beide Geschlechter dargestellt. Die Ergebnisse von Krakau (2003) werden zwecks besserer Übersicht gesondert dargestellt.

Tab. 6: prozentuale Verteilung der Bindungsmuster

Studie	Alter der Kinder	Bindungs- gruppe A	Bindungs- gruppe B	Bindungs- gruppe C	Nicht klassifi- zierbar
Metaanalyse Ijzen- doorn & Kroonen- berg (1988)	(FST) 12-18 Monate	21,0 %	65,0 %	14,0 %	
Höner (1998)	8-14 J.	15,9 %	57,3 %	13,4 %	13,4 %
Camilleri (1998)	8-14 J.	10,0 %	82,5 %	7,5 %	
Nossek (1999)	8-14 J.	10,2 %	83,3 %	6,5 %	
Heinecke (1999)	8-14 J.	21,9 %	68,8 %	7,8 %	1,6 %
Trudewind & Steckel (1999) Normierungs- stichprobe	8-14 J.	15,1 %	67,8 %	13,6 %	2,6 %
Mushoff (1999)	8-14 J.	10,5 %	79,0 %	10,5 %	
Seibt (1999)	10-14 J.	33,8 %	50,8 %	12,3 %	3,1 %
Mauschewski (2000) Feind (2001)	8-14 J.	24,6 %	71,9 %	3,5 %	
Leppers (2001)	8-12 J.	15,3 %	68,1 %	9,0 %	7,6 %
Eiselt (2001)	8-14 J.	21,1 %	59,6 %	7,0 %	12,3 %
Küpper-Görkes (2001) Jungen	11-12 J.	16,7 %	65,3 %	18,1 %	
Küpper-Görkes (2001) Mädchen	11-12 J.	13,3 %	73,5 %	13,3 %	
Weibel (2003)	8-10 J.	16,2 %	79,0 %	3,0 %	1,8 %
Kinder (2003)	8-10 J.	8,9 %	84,8 %	6,3 %	

Aus Tabelle 6 wird ersichtlich, dass sich mittels des entwickelten Entscheidungskalküls in der Normierungsstichprobe (N=642) von Trudewind und Steckel (1999) das Ergebnis der Metaanalyse von Ijzendoorn und Kroonenberg (1988) hinsichtlich der prozentualen Verteilung der Bindungsmuster annähernd replizieren lässt. Auch die Ergebnisse von Leppers (2001) und Küpper-Görkes (2001) nähern sich dieser Verteilung deutlich an. Für die Untersuchungen von Camilleri (1998), Heinecke (1999) und Mauschewski (2000) muss darauf hingewiesen werden, dass es sich hier um für die Gesamtpopulation nicht repräsentative Risikostichproben handelte, für die jedoch der Anteil der sicher gebundenen Kinder erstaunlich hoch ausfiel. So fand auch Krakau (2003) in der Stichprobe SOS-Kinderdorf BRD einen Anteil von 71% sicher gebundener Kinder, jedoch auch einen Anteil von 18,4 % nicht klassifizierbarer Kinder. In der Stichprobe SOS-Kinderdorf Sansibar stieg der Anteil der nicht klassifizierbaren Kinder sogar auf 20%. In diesem Zusammenhang wurden jedoch wie bereits erwähnt Übersetzungseffekte und bildthematische Effekte für Sansibar benannt. Auch bei Eiselt (2001) fand sich für die zugrunde liegende klinische Stichprobe ein relativ hoher Anteil sicher gebundener Kinder, aber auch ein hoher Anteil nicht klassifizierbarer Kinder. Da das Verfahren primär für den nicht-klinischen Bereich konzipiert wurde, soll auf diese Befunde bei der externen Validierung unter 6.3 noch einmal eingegangen werden. Auch muss der gefundene Anteil der nicht klassifizierbaren Kinder im Hinblick auf die durchweg geringer ausfallende interne Konsistenz der C-Skala im Einzelfall durchdacht werden, da sich das ambivalente Bindungsmuster durchaus auch in einer Nichtklassifizierung äußern kann. Die Frage, ob der Anteil der nicht klassifizierbaren Kinder automatisch dem desorganisierten Bindungsmuster zugeordnet werden kann, muss bei dem gegenwärtigen Stand der Forschung noch offen bleiben, da es bislang kein sicheres Screeningverfahren für das desorganisierte Bindungsmuster gibt.

Interessante und mit dem gegenwärtigen Stand der Bindungsforschung kompatible Befunde (s.a. Seiffge-Krenke, 2004) lassen sich finden, wenn man die prozentuale Verteilung der Bindungsmuster getrennt für die verschiedenen Altersstufen betrachtet. Neuere Metaanalysen Jugendlicher und Erwachsener, die mittels AAI (Adult Attachment Interview) klassifiziert wurden (Bakermans-Kranenburg & Ijzendoorn, 1993; Seiffge-Krenke, 2004), zeigen mit zunehmendem Lebensalter eine prozentuale Abnahme des sicheren Bindungsmusters. Die Autoren diskutieren in diesem Zusammenhang das Auftreten kritischer Lebensereignisse (z.B. Scheidung der Eltern). Die Wahrscheinlichkeit des Auftretens kritischer Lebensereignisse steigt mit zunehmendem Lebensalter an und kann zu einer Veränderung in Richtung unsicheres Bindungsmuster führen (Seiffgc-Krenke, 2004). In der folgenden Tabelle sollen die Ergebnisse von Bakermans-Kranenburg und Ijzendoorn (1993) zusammen mit den Ergebnissen von Höner (1998, 2000) und Trudewind und Steckel (1999) dargestellt werden, da die zwei letztgenannten eine Auswertung der Bindungsklassifikation getrennt für die unterschiedlichen Altersstufen vornahmen, bei der sich ebenfalls altersbezogene Veränderungen abzeichneten. Es sollen auch die Studien mit aufgeführt werden, in denen entweder nur jüngere Kinder oder nur ältere Kinder untersucht wurden und die

Tab. 7: altersbezogene Veränderung der prozentualen Verteilung der Bindungsmuster

Studie	Alter der Kinder	Bindungs- gruppe A	Bindungs- gruppe B	Bindungs- gruppe C	Nicht klassifi- zierbar
Metaanalyse Ijzendoorn & Kroonenberg (1988)	(FST) 12-18 Mon.	21,0 %	65,0 %	14,0 %	
Höner (1998)	8-10 J.	14,3 %	69,1 %	7,1 %	8,5 %
Trudewind & Steckel (1999) Normierungsstichprobe	2. Klasse	16,7 %	74,4 %	7,7 %	1,3 %
Weibel (2003)	8-10 J.	16,2 %	79,0 %	3,0 %	1,8 %
Kinder (2003)	8-10 J.	8,9 %	84,8 %	6,3 %	
Höner (1998)	13-14 J.	17,5 %	45,0 %	20,0 %	17,5 %
Trudewind & Steckel (1999) Normierungsstichprobe	7. Klasse	21,1 %	58,8 %	17,5 %	2,7 %
Seibt (1999)	10-14 J.	33,8 %	50,8 %	12,3 %	3,1 %
Metaanalyse Bakermans-Kranenburg & Ijzendoorn (1993)	AAI ab 16 J.	24,0 %	58,0 %	18,0 %	

im Vergleich zueinander auch die genannten altersbezogenen Veränderungen aufweisen. Zur besseren Veranschaulichung wird die prozentuale Verteilung der Bindungsmuster der mittels FST getesteten Kinder in der Metaanalyse von Ijzendoorn und Kroonenberg (1988) noch einmal vorangestellt.

Aus Tabelle 7 wird ersichtlich, dass sich mittels des Verfahrens zur Erfassung der Bindungsqualität auch die in der Bindungsforschung aktuell diskutierten altersbezogenen Veränderungen in der prozentualen Verteilung der Bindungsmuster abzeichnen. Höner (1998) überprüfte die gefundenen Altersunterschiede mit dem t-Test und fand, dass in der Altersgruppe der 8- bis 10-jährigen das sichere Bindungsmuster im Mittel signifikant häufiger vertreten war als in der Altersgruppe der 13- bis 14-jährigen (t (79) = -2,24; p =.03). Die Normierungsstichprobe von Trudewind und Steckel (1999) kann für die Klassenstufe 7 annähernd das Ergebnis der prozentualen Verteilung der Bindungsmuster der Metaanalyse von Bakermans-Kranenburg und Ijzendoorn (1993) replizieren. Auch Eiselt (2001) überprüfte in ihrer Arbeit Altersunterschiede und fand, dass jüngere Kinder im Mittel in der Tendenz signifikant höhere Kennwerte in der Dimension „sichere Bindung" erzielten als ältere Kinder und Jugendliche. Trudewind und Steckel (1999) interpretierten die altersbezogenen Veränderungen in der prozentualen Verteilung der Bindungsmuster ohne Blick auf die neuere Metaanalyse von Bakermans-Kranenburg und Ijzendoorn (1993). Sie nahmen an, dass die derzeitig vorliegenden Befunde mit dem neuen Verfahren keinen Rückschluss über eine Entscheidung erlauben, ob die gefundenen Altersunterschiede auf eine entwicklungsbedingte Umstrukturierung des Bindungsmotivs oder auf Eigenheiten des Verfahrens zurückzuführen sind. Daraus schlussfolgernd bildeten sie alters- bzw. klassenspezifische Normwerte, die der Klassifikation in den verschiedenen Alters- bzw. Klassenstufen zugrunde gelegt werden sollen. Mit diesen altersspezifischen Normwerten lässt sich auch für die älteren Kinder eine annähernd vergleichbare prozentuale Verteilung der Bindungsmuster herstellen, wie sie die Metaanalyse von Ijzendoorn und Kroonenberg (1988) für die jungen Kinder aufweist. Die Autorin steht dieser Lösung jedoch sehr kritisch gegenüber, da der gegenwärtige Stand der Bindungsforschung die genannte altersbezogene Veränderung der prozentualen Verteilung der Bindungsmuster widerspiegelt (Seiffge-Krenke, 2004; Bakermans-Kranenburg & Ijzendoorn, 1993) und auch weitere Autoren die Abnahme der Bindungssicherheit mit Zunahme des Lebensalters belegen (Becker-Stoll, 1997). Des Weiteren erscheint es fraglich, ob ohne die Hinzuziehung weiterer anamnestischer Daten (Fragen nach belastenden Lebensereignissen, Verlust von Bezugspersonen u. ä.) eine Veränderung hin zu altersspezifischen Normwerten sinnvoll erscheint, oder ob diese nicht vielmehr einen großen Informationsverlust mit sich bringen. Der Autorin erscheint es sinnvoll, gerade mit Blick auf die neuere Metaanalyse von Bakermans-Kranenburg und Ijzendoorn (1993), deren Ergebnisse durch Trudewind und Steckel (1999) für die älteren Kinder nahezu repliziert werden konnten, keine altersspezifischen Normwerte einzuführen.

6.3. Befunde zur Validität des BOBIT

Die externe Validierung des Verfahrens zur Erfassung der Bindungsqualität erfolgte über die Außenkriterien Empathie, Aggression, Angst, Freundschaftskonzept, Selbstkonzept und das Erziehungsverhalten der Mütter. Die eingesetzten Messverfahren zur Erfassung der Außenkriterien werden in Tabelle 8 dargestellt. Die den einzelnen Arbeiten zugrunde liegenden Hypothesen können wie folgt zusammengefasst werden: Hinsichtlich der Zusammenhänge zwischen der erfassten Bindungsqualität und den gewählten Außenkriterien wurde angelehnt an bisherige Befunde aus der Bindungsforschung erwartet, dass sicher gebundene Kinder empathischer, weniger aggressiv und weniger ängstlich sind, als unsicher gebundene Kinder. Des Weiteren wurde erwartet, dass sicher gebundene Kinder über ein differenzierteres Freundschaftsverständnis und ein positiveres Selbstkonzept verfügen, als unsicher gebundene Kinder. Ebenfalls sollte das Erziehungsverhalten der Mütter von sicher gebundenen Kindern mehr Unterstützung aufweisen, als das der Mütter von unsicher gebundenen Kindern. Die den einzelnen Arbeiten zugrunde liegenden differenzierteren Fragestellung sowie deren empirische Ableitungen können an dieser Stelle nicht behandelt werden, da diese Ausführungen den Rahmen der vorliegenden Arbeit sprengen würden. Auf einzelne Ergebnisse, die im Hinblick auf die Validität des Verfahrens zur Erfassung der Bindungsqualität unverzichtbar sind, wird jedoch im Folgenden noch eingegangen. Zur besseren Übersicht sollen in der folgenden Tabelle alle Arbeiten hinsichtlich ihrer gewählten Außenkriterien, der eingesetzten Testverfahren und der zusammengefassten Ergebnisse dargestellt werden. Die Arbeiten von Mauschewski (2000), Feind (2001), Leppers (2001) und Weibel (2003) werden im Folgenden nicht weiter aufgeführt, weil in diesen Arbeiten neu konstruierte Messverfahren zur Erfassung der Außenkriterien eingesetzt wurden. Die hier zum Teil nur geringfügig aufgefundenen Zusammenhänge zwischen der Bindungsqualität und den gewählten Außenkriterien wurden von den jeweiligen Autoren jedoch nicht dem Verfahren zur Erfassung der Bindungsqualität angelastet, sondern zum Teil auf Mängel im jeweiligen Versuchsdesign oder auf Mängel der neu konstruierten Messverfahren zurückgeführt.

Tab. 8: Übersicht über die externe Validierung des Verfahrens zur Erfassung der Bindungsqualität

Studie	Außenkriterien	Verfahren zur Erfassung der Außenkriterien	Hypothesenkonformität der Ergebnisse
Höner (1998)	Aggression	Aggressions –TAT	Hypothesenkonform, signifikant
	Empathie	Empathie-Index	Keine Gruppenunterschiede
Camilleri (1998)	Empathie	Empathie-Index	Hypothesenkonform, signifikant
	Aggression	Elternrating für aggressives Kindverhalten	Hypothesenkonform, signifikante Korrelationen mit den Dimensionskennwerten
Nossek (1999)	Empathie	Empathie-Index	Hypothesenkonform, signifikant
	Aggression	Aggressions-Motiv-Gitter	Hypothesenkonform, signifikant
	Freundschaft	Aggressions-Motiv-Gitter	Hypothesenkonform, signifikant
	Angst	Angstfragebogen für Schüler	Hypothesenkonform, signifikant
Heinecke (1999)	Empathie Aggression	Empathie-Index Fragebogen zur Erfassung aggressiven Verhaltens in konkreten Situationen	Hypothesenkonform Hypothesenkonform, signifikant
Trudewind & Steckel (1999)	Empathie	Empathie-Index	Hypothesenkonform und signifikant nur für die jüngeren Kinder, bei den

			älteren Kinder keine Gruppenunterschiede
Mushoff (1999)	Freundschafts-konzept	Kategorien zu Freund-schaft nach Hofer et. al. (1990)	Hypothesenkonform, z.T. mit Signifikanz
Seibt (1999)	Empathie	Empathie-Index	Hypothesenkonform, si-gnifikant
Eiselt (2001)	Empathie	Empathie-Index	Nicht hypothesenkon-form
	Aggression	Aggressions-TAT	z.T. hypothesenkonform
	Angst	Angstfragebogen für Schüler	keine Gruppenunter-schiede
Küpper-Görkes (2001)	Selbstkonzept	Perceived Competence Scale	Hypothesenkonform
		Familien-Identifiaktions-Test	Theoriekonforme Zu-sammenhänge
Kinder (2003)	Angst Neugier Schüchternheit	Bochumer Angstver-fahren Elfrana * Elfraso ** Erschü ***	Hypothesenkonform Keine Gruppenunter-schiede Hypothesenkonform Hypothesenkonform
Krakau (2003)	Empathie Selbstkonzept Erziehungs-verhalten der Mütter	Empathie-Index PCL, FIT Hamburger Erzie-hungsverhaltensliste für Mütter (HAMEL)	Hypothesenkonform Hypothesenkonform Teilweise Bestätigung der erwarteten Zusam-menhänge für SOS-Kinderdorf BRD

(Elfrana* = Elternfragebogen zur Erfassung der Neugier und Ängstlichkeit. El-fraso** = Elternfragebogen zur Schüchternheit und Objektangst bei Kindern. Erschü*** = Erzieher/-innen und Lehrer/-innen Fragebogen zur Erfassung der kindlichen Schüchternheit)

Aus Tabelle 8 wird ersichtlich, dass die externe Validierung des Ver-fahrens zur Erfassung der Bindungsqualität zu einem sehr großen Teil theorie- und hypothesenkonforme Befunde erbrachte. Ausgehend von der zusammengefassten Formulierung der den einzelnen Arbeiten zugrunde liegenden Hypothesen darf damit festgestellt werden, dass das Verfahren zur Erfassung der Bindungsqualität mit großer Sicherheit die unsicher gebundenen Kinder von den sicher gebundenen Kindern zu differenzie-ren vermag. In den Arbeiten Höner (1998), Nossek (1999) und Kinder (2003) lassen sich darüber hinaus Hinweise dafür finden, dass das Verfahren zur Erfassung der Bindungsqualität auch zwischen den unsicheren Bindungsgruppen A und C zu differenzieren vermag. Diese Befunde sind deshalb von besonderer Bedeutung, da das Verfahren zur Erfassung der Bindungsqualität zum Zeitpunkt des damaligen Einsatzes noch nicht in einer Längsschnittstudie erprobt werden konnte, in der die Möglichkeit bestanden hätte, eine bereits bekannte Bindungsklassifikation (z.B. mittels FST) mit der aktuell erfassten Bindungsklassifikation zu vergleichen. Aus diesem Grund wurde versucht, über Außenkriterien die Differenzierung der Bindungsmuster A und C weiter abzusichern. Hinsichtlich des Ausmaßes der Aggressionshemmung (gemessen über die Testverfahren zur Aggression) konnten bei Nossek (1999) und Höner (1998) die vermuteten Unterschiede zwischen den Bindungsgruppen unsicher-vermeidend und unsicher-ambivalent gefunden werden. Befunde aus der Bindungsforschung (Sroufe, 1983; Erickson, Egeland & Sroufe, 1985; Finnegan, Hodges & Perry, 1996; Dodge & Frame, 1982) konnten für das unsicher-ambivalente Bindungsmuster eine erhöhte soziale Ängstlichkeit und Hilflosigkeit nachweisen und zeigen, dass diese Kinder eher in eine Opferposition von Aggressionen geraten als unsicher-vermeidend gebundene Kinder. Nach Kornadt (1982) trägt eine Ärger-Angst Verknüpfung wesentlich zur Ausprägung des Aggressionshemmungsmotivs bei, so dass bei Nossek (1999) und Höner (1998) die Hypothese der höheren Aggressionshemmung für das Bindungsmuster C abgeleitet wurde. Sowohl über die Korrelation der Dimensionsskalen A, B und C mit den Kennwerten der Aggressionshemmung als auch über den Vergleich der Bindungsgruppen hinsichtlich der Ausprägung der Kennwerte für die Aggressionshemmung konnte gezeigt werden, dass das unsicher-ambivalente Bindungsmuster bzw. die Dimensionsskala C hier wie vermutet mit einer höheren Ausprägung der Aggressionshemmung einhergeht als das unsicher-vermeidende Bindungsmuster bzw. als die Dimensionsskala A. Nossek (1999) fand darüber hinaus auch die erwarteten Unterschiede zwischen dem Bindungsmuster A und C hinsichtlich der Ausprägung der Empathie. Die Berechnung mit dem Chi-Quadrat Test erbrachte hier ein signifikantes hypothesenkonformes Ergebnis. Kinder mit einer unsicher-ambivalenten Bindung verteilten sich ebenso wie Kinder mit einer sicheren Bindung fast gleichmäßig auf die Gruppen der hoch Empathischen und der niedrig Empathischen. Kinder mit einer unsicher-vermeidenden Bindung hingegen fanden sich deutlich häufiger in der Gruppe der niedrig Empathischen. Kinder (2003) konnte zeigen, dass unsicher gebundene Kinder ängstlicher sind als sicher gebundene Kinder. Eine Differenzierung zwischen dem unsicher-vermeidenden und dem unsicher-ambivalenten Bindungsmuster gelang in dieser Arbeit über die Korrelation der Dimensionsskalen A, B und C mit den Skalen „körperliche Angst" und „kognitive Angst" des Bochumer Angstverfahrens. Während die Skala „körperliche Angst" sowohl mit der Dimensionsskala A und C signifikant positiv korrelierte, korrelierte die Skala „kognitive Angst" lediglich mit der Dimensionsskala C signifikant positiv. Dieser Befund kann insoweit als theoriekonforme Differenzierung zwischen dem unsicher-vermeidenden und dem unsicher-ambivalenten Bindungsmuster gewertet werden, als dass für das unsicher-vermeidende Bindungsmuster eine vermeidend-perfekte Selbsteinschätzung gefunden wurde (Cassidy, 1988; Zimmermann, Spangler, Schieche & Becker-Stoll, 1995), die wiederum kognitiven Ängsten entgegenwirkt (im Sinne einer Strategie der Selbstberuhigung), wie sie für das unsicher-ambivalente Bindungsmuster bislang nicht gefunden wurde. Des Weiteren ging eine hohe Ausprägung auf der Dimensionsskala C einher mit der angstreduzierenden Strategie „direkte Aktion mit Unterstützung" und einem vermehrt aufmerksamkeitssuchenden Verhalten. Auch dieser Zusammenhang ließ sich bei erhöhter Ausprägung der Angst für die Dimensionsskala A nicht finden. Demnach zeigen sich auch hier die theoriekonformen Befunde in der unterschiedlichen Form der Angstbewältigung zwischen dem Bindungsmuster A und C, die als erste vorsichtige Hinweise darauf gewertet werden können, dass mittels des Verfahrens zur Erfassung der Bindungsqualität eine Differenzierung zwischen den unsicheren Bindungsmustern, auch ohne Rückgriff auf bereits bekannte Bindungsklassifikation, gelingen kann. Vor dem Hintergrund des derzeitigen Forschungsstandes ist ein Mehr an Interpretation hier noch nicht möglich.

Die gefundenen Zusammenhänge zwischen dem Ausmaß der Empathie und der Bindungsqualität zeigten sich nicht durchgängig hypothesenkonform. Hierzu muss angemerkt werden, dass sich in mehreren Studien (Heinecke, 1999; Trudewind & Steckel, 1999; Eiselt, 2001) Mädchen deutlich empathischer zeigten als Jungen. Dieser Befund wurde dahingehend interpretiert, dass sich viele Items des Empathie-Index auf typisch weibliche Eigenschaften beziehen. Hier kann vermutet werden, dass in Arbeiten, die ausschließlich Jungen (Höner, 1998) oder überwiegend Jungen (Eiselt, 2001) untersuchten, die vermuteten Gruppenunterschiede zwischen den Bindungsgruppen über den Empathie-Index nicht gezeigt werden konnten. Gleichwohl erbrachte aber gerade der Empathie-Index in der Stichprobe Sansibar (Krakau, 2003) erste Hinweise für die Validität des Verfahrens zur Erfassung der Bindungsqualität auch für eine andere Kultur.

Abschließend muss angemerkt werden, dass sich der Einsatz des Verfahrens zur Erfassung der Bindungsqualität in klinischen Stichproben (psychiatrisch stationär untergebrachte Kinder und Jugendliche mit der ICD-10 Diagnose Störung des Sozialverhaltens), wie sie der Arbeit von Eiselt (2001) zugrunde lag, vermutlich aufgrund ausgeprägter Idealisierungstendenzen bei diesen Kindern nicht eignet. Eiselt fand lediglich unter Herausnahme der auffälligsten Kinder zum Teil theoriekonforme Ergebnisse und wies darauf hin, dass die unsicheren Bindungsmuster nicht gleichzusetzen sind mit klinischen Diagnosen.

Konzipiert wurde das Verfahren von Höner (1998) für den nicht-klinischen Bereich. Gleichwohl muss für die zukünftige Forschung weiter überlegt werden, wie eine Idealisierungstendenz des Bindungsmusters A, die sich eventuell in einer hohen Ausprägung auf der Dimensionsskala B niederschlägt, herausgefiltert werden kann. Ebenso könnte sich auch bei den desorganisiert gebundenen Kindern diese Idealisierungstendenz als eine mögliche Folge von Traumatisierung oder eine mögliche Form der versuchten Traumabewältigung finden und sich in hohen Werten auf der B-Skala niederschlagen. Der hohe Anteil von als sicher gebunden klassifizierten Kindern in Risikostichproben wie bei z.B. Camilleri (1998) und Heinecke (1999) könnte mit einer solchen Idealisierungstendenz des Bindungsmusters A und auch des Bindungsmusters D im Zusammenhang stehen. Interessante Überlegungen zur Herausfilterung einer Idealisierungstendenz finden sich in der Arbeit von Küpper-Görkes (2001), die analog zu sogenannten „Offenheitsskalen" aus anderen Testverfahren versuchte, eine Filterfunktion zu entwickeln. Des Weiteren muss überlegt werden, inwieweit der Anteil der nicht klassifizierbaren Kinder auch das ambivalente Antwortverhalten des unsicher-ambivalenten Bindungsmusters widerspiegeln kann. Im Einzelfall müsste hier auf weitere anamnestische Daten zurückgegriffen werden.

6.4. Zusammenfassung der wichtigsten Befunde

Zusammenfassend zeigen die vorangegangenen Untersuchungen zur Reliabilität und Validität des Bochumer Verfahrens zur Erfassung der Bindungsqualität doch recht zufrieden stellende Ergebnisse. Die internen Konsistenzen für die A-Skala und für die B-Skala zeigten durchweg sehr zufrieden stellende Werte (.70 - .85), während sie für die C-Skala stets geringer ausfielen. Dieses Ergebnis zeigte sich bei allen durchgeführten Untersuchungen, so dass hier vermutet werden kann, dass sich entweder die Ambivalenz des Bindungsmusters C in einem ambivalenten Antwortmuster äußern kann oder dass dies auf die Schwierigkeit verweist, die Ambivalenz im Rahmen der einzelnen Items, die das Bindungsmuster C beschreiben, entsprechend zu operationalisieren (formulieren). Auch die ermittelten Werte für die berechneten Re-Test-Reliabilitäten verweisen auf eine sehr zufrieden stellende Messgenauigkeit des Verfahrens.

Die Bindungsklassifikation konnte anhand des entwickelten Entscheidungskalküls vorgenommen werden. Die so ermittelten Verteilungen der Bindungsmuster in den jeweiligen Stichproben zeigten große Annäherungen an die in den Metaanalysen (Ijzendoorn & Kroonenberg, 1988; Bakermans-Kranenburg & Ijzendoorn, 1993) ermittelten Verteilungen. Es zeigte sich aber auch durchgängig das Problem eines geringen Prozentsatzes nicht zu klassifizierender Kinder. Es konnte noch nicht hinreichend geklärt werden, welchem Bindungsmuster diese Kinder zugeordnet werden könnten. Die Schlussfolgerung, dass dieser Prozentsatz das Bindungsmuster D abbildet, ist vor dem Hintergrund der bisherigen Befunde und ohne Hinzuziehung weiterer anamnestischer Daten nicht zulässig und muss aus diesem Grund als offene Frage erst einmal so stehen bleiben.

Auch die externe Validierung erbrachte zu einem sehr großen Teil theorie- und hypothesenkonforme Befunde. Diese dienen als Hinweise, dass das Verfahren zur Erfassung der Bindungsqualität das Konstrukt Bindung doch valide erfasst und die sicher gebundenen Kinder von den unsicher gebundenen Kindern zu differenzieren vermag. Es ergaben sich auch Hinweise darauf, dass die unsicheren Bindungsgruppen A und C mit dem Messverfahren identifiziert werden können. Jedoch zeigten die vorliegenden Befunde auch, dass sich das Verfahren zur Erfassung der Bindungsqualität für den Einsatz in einer Stichprobe mit psychiatrisch bedeutsamen Auffälligkeiten nicht eignet.

7. Eigene Befunde

Es sollen nun die Befunde aus der vorliegenden Untersuchung dargestellt werden. Im ersten Teil erfolgt eine deskriptive Analyse aller ermittelten Kennwerte und im zweiten Teil werden die Befunde der externen Validitätsanalyse dargestellt. Ermittelt wurde die Bindungsqualität der Kinder, das Vorliegen funktioneller Schmerzen und die Ausprägung der gesundheitsbezogenen Lebensqualität der Kinder. Die Ergebnisse werden in dieser Reihenfolge vorgestellt.

Bei der Darstellung der Ergebnisse sollen Effekte bis zum konventionellen Signifikanzniveau von 5 % als statistisch signifikant interpretiert werden. Darüber hinaus werden auch tendenziell bedeutsame Ergebnisse bis zu einem Niveau von 10 % erwähnt.

7.1. Deskriptive Analyse der erhobenen Variablen

7.1.1. Deskriptive Analyse der erhobenen Daten des Verfahrens zur Erfassung der Bindungsqualität

Es werden zunächst die Dimensionsskalen des Bindungsfragebogens beschrieben. Danach werden die internen Konsistenzen der Dimensionsskalen dargestellt, die ermittelte Verteilung der einzelnen Bindungsmuster und abschließend die Ergebnisse der Re-Test Reliabilitätsanalyse.

7.1.1.1. Beschreibung der Dimensionen des Bindungsfragebogens

Im Folgenden werden die Verteilungen der Kennwerte für die Dimensionsskalen B, A und C dargestellt. Die Dimensionsskala B umfasst alle Items, die die sichere Bindung beschreiben.

Histogramm

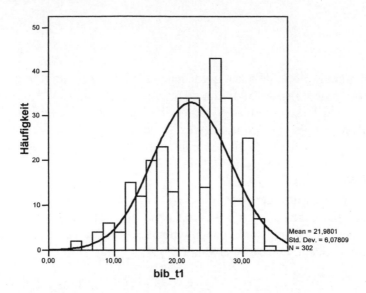

Abb. 1: Verteilung der Kennwerte für die Dimensionsskala B (bib_t1)

Die Abbildung 1 zeigt, dass die Kennwerte der Dimensionsskala B mit einer Standardabweichung von 6,078 um einen Mittelwert von 21,98 streuen. Für die Verteilung wurde eine Schiefe von -,426 ausgewiesen. Daraus folgt, dass die Verteilung rechtssteil ist (Bortz, 1993), mit einer größeren Streuung der Werte oberhalb des Mittelwertes als unterhalb. Die Kurtosis wird mit -,390 angegeben. Somit ist die empirische Verteilung flacher als die Normalverteilung, die die Referenzgröße bildet.

Die Dimensionsskala A umfasst alle Items, die die unsicher-vermeidende Bindung beschreiben. Die folgende Abbildung 2 zeigt, dass die Kennwerte der Dimensionsskala A mit einer Standardabweichung von 3,474 um einen Mittelwert von 4,682 streuen. Mit einer ausgewiesenen Schiefe von 1,125 liegt eine linkssteile Verteilung vor, in der die Werte oberhalb des Mittelwertes stärker streuen als unterhalb. Die Kurtosis wird mit 1,363 angegeben. Damit ist die empirische Verteilung steiler als die Normalverteilung.

Histogramm

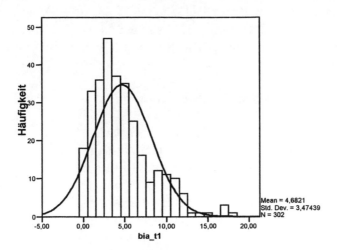

Abb. 2: Verteilung der Kennwerte für die Dimensionsskala A (bia_t1)

Die Dimensionsskala C umfasst alle Items, die die unsicher-ambivalente Bindung beschreiben.

Histogramm

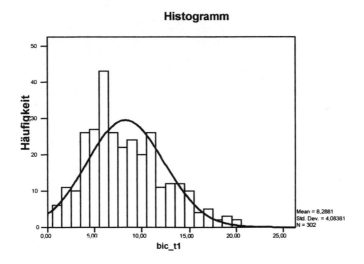

Abb. 3: Verteilung der Kennwerte für die Dimensionsskala C (bic_t1)

Die Abbildung 3 zeigt, dass die Kennwerte mit einer Standardabweichung von 4,083 um einen Mittelwert von 8,288 streuen. Mit einer ausgewiesenen Schiefe von 0,563 liegt eine leicht linkssteile Verteilung vor. Die Werte oberhalb des Mittelwertes streuen stärker als unterhalb. Die Kurtosis wird mit -,158 angegeben. Somit ist die Verteilung flacher als die Normalverteilung.

7.1.1.2. Interne Konsistenz der Dimensionsskalen

Um die interne Konsistenz der Dimensionsskalen A, B und C zu überprüfen wurden getrennt für jede Skala Reliabilitätsanalysen durchgeführt. In die Berechnung für die Dimensionsskala A gingen alle Items ein, die das Bindungsmuster A beschreiben. In die Berechnung für die Dimensionsskala B gingen alle Items ein, die das Bindungsmuster B beschreiben und in die Berechnung für die Dimensionsskala C gingen alle Items ein, die das Bindungsmuster C beschreiben. Die folgende Tabelle zeigt die errechneten Cronbachs Alpha Werte für die Dimensionsskalen.

Tab. 9: Cronbachs Alpha Werte der Dimensionsskalen A, B und C (N = 302)

Dimensionsskala	Cronbachs Alpha
A	.70
B	.82
C	.66

Tabelle 9 zeigt, dass die internen Konsistenzen der Dimensionsskalen recht zufrieden stellend sind. Die den jeweiligen Dimensionsskalen zugeordneten Items beschreiben demnach das jeweilige Bindungsmuster (A, B, C) recht homogen. Analog zu vorangegangenen Befunden (s. 6.1) fällt auch hier die interne Konsistenz der Dimensionsskala C deutlich geringer aus, die Homogenität der C-Items ist demnach geringer als die der A- und B-Items. Die errechneten internen Konsistenzen fallen in der vorliegenden Untersuchung nahezu identisch hoch aus wie in der Normstichprobe (s. 6.1) von Trudewind und Steckel (1999).

In einer weiteren Berechnung wurde nun geprüft, ob sich die internen Konsistenzen der Dimensionsskalen verbessern lassen, wenn nur die

Kinder in die Berechnung eingeschlossen werden, die der Altersgruppe 8 – 14 Jahre entsprechen, für die das Verfahren ursprünglich konzipiert wurde. Die folgende Tabelle veranschaulicht die ermittelten Werte für die Altersgruppe 8 – 14 Jahre (N = 154) im Vergleich zur Gesamtstichprobe (N = 302) und zur Normierungsstichprobe (N = 642) von Trudewind und Steckel (1999).

Tab. 10: Cronbachs Alpha Werte im Vergleich

	Dimensionsskalen		
Stichproben	A	B	C
Vorliegende Gesamtstichprobe (N=302) Alter: 5-15 Jahre	.70	.82	.66
Normierungsstichprobe (N=642) Alter: 8-14 Jahre	.70	.82	.65
Vorliegende Teilstichprobe (N=154) Alter: 8-14 Jahre	.61	.82	.68

Tabelle 10 zeigt, dass sich unter Ausschluss der Kinder < 8 Jahre und > 14 Jahre keine Verbesserung der internen Konsistenzen der Dimensionsskalen erzielen lässt. Für die Items der Dimensionsskala B zeigt sich eine deutlich stabile Homogenität.

7.1.1.3. Die Verteilung der Bindungsmuster

Die Zuordnung der Kinder zu den verschiedenen Gruppen der Bindungsmuster erfolgte nach dem unter 6.2 beschriebenen Entscheidungskalkül. Die Verteilung der Bindungsmuster für die vorliegende Untersuchung wird in der folgenden Tabelle dargestellt. Zum Vergleich wird die prozentuale Verteilung der Bindungsmuster aus der Normstichprobe von Trudewind und Steckel (1999) mit aufgeführt.

Tab. 11: Prozentuale Verteilung der Bindungsmuster für die Gesamtstichprobe (N=302) und die Normstichprobe (N=642)

	A	B	C	Nicht klassifizierbar
Höner (2007)	10%	72,2%	7,3%	10,5%
Trudewind & Steckel (1999)	15,1%	67,8%	13,6%	2,6%

Aus Tabelle 11 wird ersichtlich, dass der Anteil der sicher gebundenen Kinder in der vorliegenden Untersuchung deutlich höher ausfällt als
in der Normierungsstichprobe. Der Anteil der unsicher-vermeidend und
der unsicher-ambivalent gebundenen Kinder liegt deutlich unter dem
Anteil, der in der Normierungsstichprobe gefunden wurde. Der Anteil
der nicht klassifizierbaren Kinder dagegen liegt deutlich höher.

7.1.1.4. Die Verteilung der Bindungsmuster in Abhängigkeit vom Alter

Da in der vorliegenden Untersuchung Kinder und Jugendliche im Alter
von 5 bis 15 Jahren getestet wurden, das Verfahren zur Erfassung der
Bindungsqualität aber ursprünglich für den Altersbereich 8 bis 14 Jahre
konzipiert wurde, wurden in einem weiteren Schritt alle Kinder, die jün-
ger als 8 und älter als 14 sind, von der Berechnung ausgeschlossen. Danach ergab sich die folgende prozentuale Verteilung der Bindungsmuster.

*Tab. 12: Prozentuale Verteilung der Bindungsmuster für die 8 bis
14jährigen Kinder (N= 154)*

A	B	C	Nicht klassifizierbar
7,7%	74,0%	9,5%	8,9%

Tabelle 12 verdeutlicht, dass unter Herausnahme der jüngeren und
älteren Kinder der Anteil der nicht klassifizierbaren und der unsicher-
vermeidend gebundenen Kinder etwas geringer und der Anteil der sicher
gebundenen und der unsicher-ambivalent gebundenen Kinder geringfügig
höher ausfällt.

In einem weiteren Schritt wurde die Gesamtstichprobe am Altersme-
dian (8 Jahre) geteilt und dann erneut die Verteilung der Bindungsmuster
berechnet. Die folgende Tabelle zeigt die prozentuale Verteilung der
Bindungsmuster für die beiden Altersgruppen.

*Tab. 13: prozentuale Verteilung der Bindungsmuster unterhalb und
oberhalb des Altersmedians (N= 302)*

	A	B	C	Nicht klassifizierbar
< 8 Jahre	14,1%	69,5%	4,7%	11,7%
> 8 Jahre	8,0%	74,1%	9,2%	8,6%

Tabelle 13 zeigt, dass in der Gruppe der Kinder unterhalb des Altersmedians der Anteil der als sicher gebunden klassifizierten Kinder geringer ausfällt als in der Gruppe der Kinder oberhalb des Altersmedians. Der Anteil der als unsicher-vermeidend gebunden klassifizierten Kinder und der nicht klassifizierbaren Kinder ist unterhalb des Altersmedians höher als oberhalb des Altersmedians.

In einem weiteren Schritt wurde versucht, die unter 6.2 beschriebene altersbezogene Veränderung der Verteilung der Bindungsmuster (prozentuale Abnahme des Bindungsmusters B) auch für die vorliegende Stichprobe zu überprüfen. In diese Berechnung wurden nur die Kinder von 11 Jahren und älter eingeschlossen. Die folgende Tabelle veranschaulicht die prozentuale Verteilung der Bindungsmuster im Vergleich zur Gesamtstichprobe.

Tab. 14: Prozentuale Verteilung der Bindungsmuster für die Kinder von 11 Jahren und älter (N= 30) im Vergleich zur Gesamtstichprobe (N=302)

	A	B	C	Nicht klassifizierbar
11 J. u .älter	6,7%	63,3%	13,3%	16,7%
5 – 15 Jahre	10,0%	72,2%	7,3%	10,5%

Tabelle 14 zeigt, dass in der Gruppe der Kinder von 11 Jahren und älter der Anteil der als sicher gebunden klassifizierten Kinder im Vergleich zur Gesamtstichprobe deutlich geringer ausfällt. Der Anteil der als unsicher-ambivalent gebunden klassifizierten Kinder und der nicht klassifizierbaren Kinder fällt bei den Kindern von 11 Jahren und älter im Vergleich zur Gesamtstichprobe deutlich höher aus.

7.1.1.5. Re-Test Reliabilitätsanalyse

In einer Teilstichprobe (N = 46) wurde zu 4 Messzeitpunkten die Bindungsqualität jeweils im Abstand von 1 Jahr erhoben. Bei den Messzeitpunkten 3 und 4 befanden sich nur noch 28 Kinder in der Teilstichprobe. Die restlichen Kinder waren verzogen oder anderweitig aus der Untersuchung ausgeschieden.

Zur Schätzung der Re-Test Reliabilität nach einem Zeitraum von jeweils einem Jahr wurden die Kennwerte der Dimensionsskalen A, B und

C der Messzeitpunkte 1 bis 4 miteinander korreliert. Die errechneten Korrelationskoeffizienten nach **Pearson** werden in den folgenden Tabellen getrennt für die Dimensionsskalen A, B und C dargestellt.

Tab. 15: Korrelationskoeffizienten der Messzeitpunkte 1 – 4 für die Dimensionsskala A

Messzeitpunkte	M1 (N=46)	M2 (N=46)	M3 (N=28)	M4 (N=28)
M1 (N=46)	1	r = ,205 p = .172	r = ,324+ p = .092	r = ,308 p = .111
M2 (N=46)	r = ,205 p = .172	1	r = ,443* p = .018	r = 409* p = .013
M3 (N=28)	r = ,324+ p = .092	r = ,443* p = .018	1	r = ,231 p = .238
M4 (N=28)	r = ,308 p = .111	r = ,409* p = .031	r = ,231 p = .238	1

$+ = p < .10,\ * = p < .05,\ ** = p < .01$

Tabelle 15 zeigt, dass hinsichtlich der erzielten Kennwerte der Dimensionsskala A Messzeitpunkt 1 und 2 nicht signifikant miteinander korrelieren. Für Messzeitpunkt 1 und 3 zeigt sich ein tendenzielles Ergebnis und die Korrelationskoeffizienten von Messzeitpunkt 2 und 3 und von Messzeitpunkt 2 und 4 erreichen auf dem 5% Niveau Signifikanz.

Tab. 16: Korrelationskoeffizienten der Messzeitpunkte 1 – 4 für die Dimensionsskala B

Messzeitpunkte	M1 (N=46)	M2 (N=46)	M3 (N=28)	M4 (N=28)
M1 (N=46)	1	r = ,152 p = .312	r = ,148 p = .452	r = -,189 p = .334
M2 (N=46)	r = ,152 p = .312	1	r = ,324+ p = .093	r = ,259 p = .183
M3 (N=28)	r = ,148 p = .452	r = ,324+ p = .093	1	r = ,436* p = .020
M4 (N=28)	r = -,189 p = .334	r = ,259 p = .183	r = ,436* p = .020	1

$+ = p < .10,\ * = p < .05,\ ** = p < .01$

Tabelle 16 zeigt, dass Messzeitpunkt 1 und 2 nicht signifikant miteinander korrelieren und Messzeitpunkt 1 und 4 negativ, jedoch nicht signifikant miteinander korrelieren. Für Messzeitpunkt 2 und 3 zeigt sich der Korrelationskoeffizient tendenziell und für Messzeitpunkt 3 und 4 erreicht er auf dem 5% Niveau Signifikanz.

Tab. 17: Korrelationskoeffizienten der Messzeitpunkte 1 – 4 für die Dimensionsskala C

Messzeitpunkte	M1 (N=46)	M2 (N=46)	M3 (N=28)	M4 (N=28)
M1 (N=46)	1	r = ,156 p = .300	r = ,071 p = .720	r = -,349+ p = .069
M2 (N=46)	r = ,156 p = .300	1	r = ,448* p = .017	r = ,087 p = .661
M3 (N=28)	r = ,071 p = .720	r = ,448* p = .017	1	r = ,306 p = .113
M4 (N=28)	r = -,349+ p = .069	r = ,087 p = .661	r = ,306 p = .113	1

+ = $p< .10$, * = $p< .05$, ** = $p< .01$

Tabelle 17 zeigt, dass hinsichtlich der erzielten Kennwerte der Dimensionsskala C nur Messzeitpunkt 2 und 3 signifikant miteinander korrelieren. Die weiteren Korrelationskoeffizienten weisen keine Signifikanz auf. Messzeitpunkt 1 und 4 weisen einen negativen Korrelationskoeffizienten auf, der sich tendenziell zeigt.

Insgesamt betrachtet erbrachte die Berechnung der Korrelationskoeffizienten für einen Zeitraum von 4 Jahren für die Dimensionsskala A deutlich stabile Korrelationen und für die Dimensionsskala B für die Messzeitpunkte 2 und 3 und die Messzeitpunkte 2 und 4 ebenfalls stabile Korrelationen. Die Dimensionsskala C erbrachte nur für die Messzeitpunkte 2 und 3 ein signifikantes Ergebnis.

An dieser Stelle soll deshalb angemerkt werden, dass sich ein Teil der Kinder zum Messzeitpunkt 1 noch in der Vorschule befanden, während ein weiterer Teil schon die Klasse 1 besuchte. Eventuelle Einwirkungen der Einschulung und des zum Messzeitpunkt 4 anstehenden Schulwechsels auf die Bearbeitung des Bochumer Verfahrens zur Erfassung der Bindungsqualität wurden auch schon unter 6.1 diskutiert.

Zusätzlich zu den Korrelationskoeffizienten wurden die internen Konsistenzen der Dimensionsskalen A, B und C jeweils für die einzelnen Messzeitpunkte berechnet. Sie werden in der folgenden Tabelle mit Berücksichtigung des Alters der Kinder dargestellt.

Tab. 18: Interne Konsistenzen der Dimensionsskalen für die Messzeitpunkte 1 – 4

	A-Skala	B-Skala	C-Skala	Alter
M1 (N=46)	.53	.74	.51	5-7 Jahre
M2 (N=46)	.51	.85	.49	6-8 Jahre
M3 (N=28)	.81	.86	.53	7-9 Jahre
M4 (N=28)	.71	.85	.72	9-10 Jahre

Tabelle 18 verweist auf durchgängig zufrieden stellende interne Konsistenzen für die Dimensionsskala B. Die Dimensionsskala A erreicht bei den Messzeitpunkten 3 und 4 ebenfalls zufrieden stellende interne Konsistenzen. Für die Dimensionsskala C zeigt sich zum Messzeitpunkt 4 ein ebenfalls zufrieden stellendes Ergebnis. Es zeigen sich in der Tendenz stabilere Werte ab dem Messzeitpunkt 3, ab einem Alter von 7 Jahren.

7.1.1.6. Zusammenfassung

Die deskriptive Analyse der erhobenen Daten des Verfahrens zur Erfassung der Bindungsqualität erbrachte zu großen Teilen zufrieden stellende Ergebnisse. Die Kennwerte der Dimensionsskalen A, B und C weisen eine Varianz auf und der Mittelwert für die Dimensionsskala B liegt deutlich höher als die Mittelwerte für die Dimensionsskalen A und C. Die erzielten Kennwerte dieser beiden Dimensionsskalen konzentrieren sich um Werte unterhalb 10.

Die internen Konsistenzen der Dimensionsskalen zeigten sich deutlich zufrieden stellend und sind nahezu identisch mit der Normierungsstichprobe von Trudewind & Steckel (1999). Dieser Befund verweist auf eine gegebene Homogenität der Items und damit auf eine zufrieden stellende Messgenauigkeit des Verfahrens, die sich auch unter Einbeziehung des Alters (Ausschluss der Kinder < 8 Jahre und > 14 Jahre) nicht verbessern ließ. Die durchweg gefundene geringere Homogenität der C-Items (s. auch 6.1) soll in der abschließenden Diskussion noch einmal aufgegriffen werden.

In der prozentualen Verteilung der Bindungsmuster zeigten sich Abweichungen von der Normierungsstichprobe. Aber auch hier erbrachte die weitere Berechnung unter Einbeziehung des Alters der Kinder keine wesentliche Verbesserung der Kennwerte, so dass in den folgenden Berechnungen der externen Validitätsanalyse mit der Gesamtstichprobe (Alter 5 – 15 Jahre) weiter gerechnet wurde.

Die Re-Test Reliabilitätsanalyse über einen Zeitraum von 4 Jahren weist ebenfalls für die Dimensionsskalen A und B zufrieden stellende Ergebnisse auf. Hier müssen jedoch die relativ kleine Stichprobengröße und die anstehenden Ereignisse (Einschulung, Schulwechsel) berücksichtigt werden, so dass diese Ergebnisse nur bedingt verallgemeinert werden können.

7.1.2. Deskriptive Analyse der erhobenen Schmerzdaten mit den Eltern- und Kinderfragebögen

In der folgenden Tabelle werden die Angaben der Kinder und die Angaben der Eltern zu Art und Häufigkeit des Vorliegens der erfassten kindlichen Schmerzformen dargestellt. Von 20 Paaren (Eltern und Kinder) fehlen die gleichzeitigen Angaben im Schmerzfragebogen, so dass sich hier die Stichprobe auf 282 reduziert.

Tab. 19: Häufigkeit und Art der von den Kindern und Eltern angegebenen Schmerzformen (N = 282)

		Kinder				
		rezidivierende Kopfschmerzen	rezidivierende Bauchschmerzen	Rezidivierende Kopf- und Bauchschmerzen	Keine Schmerzen	
Eltern	**rezidivierende Kopfschmerzen**	7			9	16
	seltene Kopfschmerzen	3			14	17
	rezidivierende Bauchschmerzen		4		16	20

seltene Bauch-schmerzen		0		21	21
rezidivierende Kopf- und Bauchschmer-zen			4	9	13
Seltene Kopf- und Bauch-schmerzen			15	47	62
Keine Schmer-zen	14	15	24	80	133
	24	19	43	196	282

Tabelle 19 zeigt, dass nach den Angaben der Kinder 24 unter rezidivierenden Kopfschmerzen, 19 unter rezidivierenden Bauchschmerzen und 43 unter rezidivierenden Kopf- und Bauchschmerzen leiden. 196 Kinder gaben keine Schmerzen an. Nach den Angaben der Eltern leiden 16 Kinder unter rezidivierenden Kopfschmerzen, 17 Kinder unter seltenen Kopfschmerzen, 20 Kinder unter rezidivierenden Bauchschmerzen, 21 Kinder unter seltenen Bauchschmerzen, 13 Kinder unter rezidivierenden Kopf- und Bauchschmerzen und 62 Kinder unter seltenen Kopf- und Bauchschmerzen. Für 133 Kinder gaben die Eltern an, dass diese keine Schmerzen haben. Die Tabelle veranschaulicht darüber hinaus die Übereinstimmungen und Abweichungen zwischen Eltern- und Kindurteil hinsichtlich des Vorliegens von Schmerzen. Die Übereinstimmungen und Abweichungen zwischen Eltern- und Kindurteil bezüglich des Vorliegens der Schmerzformen Kopfschmerzen, Bauchschmerzen und Kopf- und Bauchschmerzen wurden mittels einer Kreuztabelle überprüft. Hinsichtlich der Angaben zu Kopfschmerzen zeigten sich die Abweichungen zwischen Eltern- und Kindurteil hoch signifikant (Chi^2 = 30,008, df = 2, p = 0,001). Hier gab es nur 7 übereinstimmende Antworten. Bei den Angaben zu Bauchschmerzen zeigten sich die Abweichungen zwischen Eltern- und Kindurteil signifikant (Chi^2 = 7,217, df = 2, p = 0,027). Hier fanden sich nur 4 übereinstimmende Antworten. Auch bei den Angaben zu Kopf- und Bauchschmerzen zeigten sich die Abweichungen zwischen Eltern- und Kindurteil signifikant (Chi^2 = 8,401, df = 2, p = 0,015). Hier fanden sich 4 übereinstimmende Antworten und 15 Kinder, deren Eltern seltene Kopf- und Bauchschmerzen angaben, benannten selber rezidierende Kopf- und Bauchschmerzen. Für die Gruppe „keine Schmerzen", die 133 Eltern für ihre Kinder und 196 Kinder selber bejahten, finden sich 80 übereinstimmende Eltern- und Kindurteile.

7.1.3. Deskriptive Analyse der erhobenen Daten mit dem KINDL

Die Lebensqualität der Kinder wurde in einer Teilstichprobe (N = 121) ebenfalls einmal durch die Kinder selber und ein weiteres Mal durch die Angaben ihrer Eltern (N= 105) erfasst. Die erzielten Mittelwerte der Kinderangaben und der Angaben ihrer Eltern für die Lebensqualität werden in der folgenden Tabelle veranschaulicht.

Tab. 20: erzielte Mittelwerte (und Standardabweichungen) in der Lebensqualität, Eltern- und Kindangaben im Vergleich

	Angaben der Kinder	Angaben der Eltern
Lebensqualität	83,85 (11,2)	79,47 (9,4)

Tabelle 20 zeigt, dass die Kinder selber eine höhere Ausprägung hinsichtlich ihrer Lebensqualität angeben. Die Eltern dagegen schätzen die Lebensqualität ihrer Kinder niedriger ein.

Um zu überprüfen, ob die Unterschiede in der Ausprägung der Lebensqualität angegeben durch die Kinder und angegeben durch die Eltern (N= 105) Signifikanz aufweisen, wurde ein T-Test für gepaarte Stichproben berechnet. Das Ergebnis wird in der folgenden Tabelle veranschaulicht.

Tab. 21: Vergleich der Eltern- und Kindangaben über die Lebensqualität (N= 105)

MW der Differenz	SW	Standardfehler des Mittelwertes	95% Konfidenzintervall der Differenz		T	df	Sig
4,38	14,06	1,37	Untere 1,66	Obere 7,10	3,192	104	,002

Tabelle 21 zeigt, dass sich die Angaben der Kinder und der Eltern hinsichtlich der Ausprägung der kindlichen Lebensqualität signifikant (p = 0,002) voneinander unterscheiden. Die Kinder selber schätzen sich damit signifikant lebenszufriedener ein als sie von ihren Eltern eingeschätzt wurden.

Um zu überprüfen, ob hinsichtlich der Unterskalen des KINDL Übereinstimmungen zwischen den Eltern- und den Kindangaben zu finden sind, wurden für die Unterskalen (Körperwohlsein, psychisches Wohlsein, Selbstwert, Wohlsein in der Familie, Wohlsein unter Freunden, Wohlsein in der Schule) Korrelationen nach *Pearson* berechnet. Es zeigte sich, dass lediglich die Skalen „Körperwohlsein/Kindangabe" und „Wohlsein unter Freunden/Elternangabe" signifikant positiv miteinander korrelieren (s. Tab. 22).

Tab. 22: Übereinstimmung zwischen Eltern- und Kindurteil hinsichtlich der Lebensqualität

	Elternangabe „Wohlsein unter Freunden"
Kindangabe „Körperwohlsein"	r = ,203(*) p = .037

$** = p < .01; * = p < .05; + = p < .10$

Dass bedeutet, dass Kinder die hohe Werte bezüglich Körperwohlsein erzielen von ihren Eltern als sich unter Freunden wohlfühlend eingeschätzt wurden. Weitere Übereinstimmungen zwischen Eltern- und Kindangaben ließen sich nicht finden. Weiter fand sich eine tendenzielle Abweichung (negative Korrelation) zwischen Eltern- und Kindurteil (s. Tab. 23).

Tab. 23: Abweichung zwischen Eltern- und Kindurteil hinsichtlich der Lebensqualität

	Elternangabe „Wohlsein in der Familie"
Kindangabe „psychisches Wohlsein"	r = -,181(+) p = .064

$** = p < .01; * = p > .05; + = p < .10$

Dass bedeutet, dass Kinder die hohe Werte bezüglich psychischen Wohlseins erzielen von ihren Eltern als sich in der Familie nicht wohlfühlend eingeschätzt werden und gleichzeitig, dass Kinder die niedrige Werte bezüglich psychischen Wohlseins erzielen von ihren Eltern als sich in der Familie wohlfühlend eingeschätzt werden.

7.1.4. Zusammenfassung

Sowohl bei der Erhebung von Art und Häufigkeit funktioneller Schmerzen als auch bei der Erfassung der Lebensqualität der Kinder zeigten sich deutliche Unterschiede zwischen den Angaben der Eltern und den Angaben der Kinder. Es fanden sich nur wenige übereinstimmende Angaben. Diese Befunde sollen später in der Diskussion noch einmal aufgegriffen werden.

7.2. Externe Validitätsanalyse

In dem ersten Abschnitt des Ergebnisteils unter 7.1 wurden Ergebnisse bezüglich der *internen Validität* des Verfahrens zur Erfassung der Bindungsqualität sowie der Art und Häufigkeit des Auftretens funktioneller Schmerzen und der Ausprägung der Lebensqualität dargestellt. In dem nun folgenden letzten Abschnitt des Ergebnisteils sollen anhand der Außenkriterien „Funktionelle Schmerzen" und „Lebensqualität" die Ergebnisse zur *externen Validierung* des Verfahrens zur Erfassung der Bindungsqualität dargestellt werden. Dabei wird auf die unter 4. formulierten Ausgangshypothesen 1) bis 6) Bezug genommen.

7.2.1. Unterschiede in der Ausprägung der Bindungsqualität bei Kindern mit und ohne rezidivierende Schmerzerfahrungen

Die Frage nach Unterschieden in der Ausprägung der Bindungsqualität bei Kindern mit und ohne rezidivierende Schmerzerfahrungen wurde mit multivariaten Varianzanalysen überprüft. Dem ersten Schritt der Berechnung wurden die Angaben der Kinder über Schmerzen zugrunde gelegt und dem zweiten Schritt der Berechnung die Angaben der Eltern über die Schmerzen ihrer Kinder.

7.2.1.1. Unterschiede in der Ausprägung der Bindungsqualität bei Kindern mit und ohne rezidivierende Schmerzerfahrungen (angegeben durch die Kinder)

Ausgangshypothese 1):

Kinder mit rezidivierenden Kopfschmerzen erzielen im BOBIT höhere Kennwerte auf der Dimensionsskala A (vermeidende Bindung) als Kinder ohne rezidivierende Kopfschmerzen.

Für die Überprüfung der Ausgangshypothese 1) gingen in die varianzanalytische Berechnung „Kopfschmerzen (ja/nein)" als unabhängige Variable und die Bindungsdimensionen A, B und C als abhängige Variable ein. Die folgende Tabelle veranschaulicht die erzielten Mittelwerte auf den Dimensionsskalen für die beiden Gruppen „rezidivierende Kopfschmerzen" und „keine Kopfschmerzen".

Tab. 24: erzielte Mittelwerte (und Standardabweichungen) auf den Bindungsdimensionsskalen

	Rez. KS	Keine KS
Dimensionsskala A	6,13 (2,98)	4,57 (3,50)
Dimensionsskala B	20,42 (5,28)	22.01 (6,13)
Dimensionsskala C	8,21 (3,96)	8,31 (4,10)

Es zeigte sich hier, dass in Übereinstimmung mit der Ausgangshypothese 1) Kinder mit rezidivierenden Kopfschmerzen signifikant höhere Werte auf der A-Skala erzielten als Kinder ohne rezidivierende Kopfschmerzen (F (1/296) = 4,415; p = .036). Die Ausgangshypothese 1) konnte damit bestätigt werden.

Ausgangshypothese 2):

Kinder mit rezidivierenden Bauchschmerzen erzielen im BOBIT höhere Kennwerte auf der Dimensionsskala C (ambivalente Bindung) als Kinder ohne rezidivierende Bauchschmerzen.

Für die Überprüfung der Ausgangshypothese 2) gingen in die varianz-analytische Berechnung „Bauchschmerzen (ja/nein)" als unabhängige Variable und die Bindungsdimensionen A, B und C als abhängige Variable ein. Die folgende Tabelle veranschaulicht die erzielten Mittelwerte auf den Dimensionsskalen für die beiden Gruppen „rezidivierende Bauchschmerzen" und „keine Bauchschmerzen".

Tab. 25: erzielte Mittelwerte (und Standardabweichungen) auf den Bin-dungsdimensionsskalen

	Rez. BS	Keine BS
Dimensionsskala A	4,40	4,72
	(3,51)	(3,49)
Dimensionsskala B	22,40	21,92
	(6,61)	(6,05)
Dimensionsskala C	8,15	8,31
	(4,05)	(4,09)

Hier zeigte sich, dass entgegen der Ausgangshypothese 2) kein signi-fikantes Ergebnis gefunden wurde. Kinder mit rezidivierenden Bauch-schmerzen erzielten auf der C-Skala keine signifikant höheren Werte als Kinder ohne rezidivierende Bauchschmerzen (F(1/296)= 0,28; p = .866). Damit konnte die Ausgangshypothese 2) nicht bestätigt werden.

Ausgangshypothese 3):

Kinder mit rezidivierenden Kopf- und Bauchschmerzen erzielen im BOBIT niedrigere Kennwerte auf der Dimensionsskala B (sichere Bin-dung) als Kinder ohne rezidivierende Kopf- und Bauchschmerzen.

Für die Überprüfung der Ausgangshypothese 3) gingen in die varianz-analytische Berechnung „Kopf- und Bauchschmerzen (ja/nein)" als un-abhängige Variable und die Bindungsdimensionen A, B und C als abhän-gige Variable ein. Die folgende Tabelle veranschaulicht die erzielten Mittelwerte auf den Dimensionsskalen für die beiden Gruppen „rezidi-vierende Kopf- und Bauchschmerzen" und „keine Kopf- und Bauch-schmerzen".

*Tab. 26: erzielte Mittelwerte (und Standardabweichungen) auf den Bin-
dungsdimensionsskalen*

	Rez. KSBS	Keine KSBS
Dimensionsskala A	4,51 (3,88)	4,73 (3,42)
Dimensionsskala B	21,91 (6,63)	21,96 (5,99)
Dimensionsskala C	8,53 (4,23)	8,26 (4,06)

Hier zeigte sich, dass entgegen der Ausgangshypothese 3) Kinder mit
rezidivierenden Kopf- und Bauchmerzen nicht signifikant weniger Werte
auf der B-Skala erzielten als Kinder ohne rezidivierende Kopf- und
Bauchschmerzen ($F(1/296) = 0,003$; $p = .960$). Damit konnte die Ausgangshypothese 3) nicht bestätigt werden.

In einer weiteren Berechnung ging zusätzlich zu den Schmerzgruppen
das Geschlecht als weitere unabhängige Variable ein.

Hier zeigte sich, dass für die Gruppe der *Kopfschmerzkinder* der oben
beschriebene A-Effekt bestehen blieb. Weiter fand sich eine tendenzielle
Wechselwirkung zwischen der B- und der C-Skala. Das heißt, es gibt
unterschiedliche Zusammenhänge für die Jungen und für die Mädchen.
Die folgende Tabelle zeigt die erzielten Mittelwerte auf den Bindungsdimensionsskalen für die beiden Gruppen „rezidivierende Kopfschmerzen" und „keine Kopfschmerzen" getrennt für beide Geschlechter.

*Tab. 27: erzielte Mittelwerte (und Standardabweichungen) auf den Bin-
dungsdimensionsskalen, getrennt für Jungen und Mädchen*

	Rez. KS		Keine KS	
	Jungen	Mädchen	Jungen	Mädchen
Dimensionsskala A	5,10 (3,25)	6,86 (2,66)	4,90 (3,14)	4,23 (3,81)
Dimensionsskala B	22,90 (5,30)	18,64 (4,67)	21,42 (6,03)	22,73 (6,19)
Dimensionsskala C	6,70 (3,77)	9,28 (3,85)	8,66 (4,15)	7,96 (4,03)

Mädchen mit rezidivierenden Kopfschmerzen (s. Tab. 27) erzielten zusätzlich zu signifikant höheren Werten auf der A-Skala (vermeidende Bindung) auch signifikant geringere Werte auf der B-Skala (sichere Bindung) ($F(1/152)=5,764$; $p=.018$). Damit bestätigte sich die Ausgangshypothese 1) für die Mädchen noch sicherer als für die Jungen.

Für die Gruppe der *Bauchschmerzkinder* wurde ebenfalls das Geschlecht als zusätzliche unabhängige Variable mit in die Berechnung aufgenommen. Hier zeigte sich eine signifikante Wechselwirkung für die Variable „Geschlecht (Jungen/Mädchen)". In der getrennten Berechnung für Jungen und Mädchen zeigten sich für die Jungen keine signifikanten Zusammenhänge. Für Mädchen ohne rezidivierende Bauchschmerzen zeigte sich, dass diese tendenziell höhere Werte auf der A-Skala (vermeidende Bindung) erzielten als Mädchen mit rezidivierenden Bauchschmerzen ($F (1/152) = 3,219$; $p = .075$). Die folgende Tabelle veranschaulicht die von den Mädchen erzielten Mittelwerte auf der Dimensionsskala A für die beiden Gruppen „rezidivierende Bauchschmerzen" und „keine Bauchschmerzen".

Tab. 28: erzielte Mittelwerte (und Standardabweichungen) auf der Bindungsdimension A für die Mädchen im Vergleich

	Rez. BS	Keine BS
Dimensionsskala A	2,0 (1,41)	4,61 (3,83)

Dieses Ergebnis untermauert insoweit die Ausgangshypothese 2), dass rezidivierende Bauchschmerzen nicht mit höheren Werten auf der A-Skala einhergehen, auch wenn die formulierten Zusammenhänge für die C-Skala nicht gefunden werden konnten.

Für die Gruppe der Kopf- und Bauchschmerzkinder wurde ebenfalls das Geschlecht als zusätzliche unabhängige Variable mit in die Berechnung aufgenommen. Hier ließen sich keine signifikanten Zusammenhänge zu den erzielten Kennwerten der Dimensionsskalen A, B und C finden ($F(1/152) = 0,470$; $p = .703$).

7.2.1.2. Unterschiede in der Ausprägung der Bindungsqualität bei Kindern mit und ohne rezidivierende Schmerzerfahrungen (angegeben durch die Eltern)

Für die Prüfung der Ausgangshypothesen 1) bis 3) anhand der Elternangaben zu rezidivierenden Schmerzerfahrungen ihrer Kinder, wurden ebenfalls multivariate Varianzanalysen berechnet.

Für die Prüfung der Unterschiede in der Ausprägung der Bindungsqualität bei Kindern mit und ohne *rezidivierende Kopfschmerzen* gingen in die Berechnung „Kopfschmerzen (nein/selten/rezidivierend)" als unabhängige Variable und die Bindungsdimensionen A, B und C als abhängige Variablen ein. Für die Kopfschmerzgruppen (nein/selten/rezidivierend) konnte kein Effekt gefunden werden (F(2/283) =1,287; p=.278). Das heißt, Kinder ohne Kopfschmerzen, mit seltenen Kopfschmerzen und mit rezidivierenden Kopfschmerzen (angegeben durch die Eltern) unterschieden sich nicht hinsichtlich der Ausprägung der erzielten Kennwerte auf den Dimensionsskalen A, B und C. Damit konnte die *Ausgangshypothese 1) anhand der Elternangaben* zu rezidivierenden Kopfschmerzen ihrer Kinder nicht bestätigt werden.

Für die Prüfung der Unterschiede in der Ausprägung der Bindungsqualität bei Kindern mit und ohne *rezidivierende Bauchschmerzen* gingen in die Berechnung „Bauchschmerzen (nein/selten/rezidivierend)" als unabhängige Variable und die Bindungsdimensionen A, B und C als abhängige Variablen ein. Auch für die Bauchschmerzgruppen (nein/selten/rezidivierend) konnte kein Effekt gefunden werden (F(2/283)= 1,413; p=.245). Das heißt, Kinder ohne Bauchschmerzen, Kinder mit seltenen Bauchschmerzen und Kinder mit rezidivierenden Bauchschmerzen (angegeben durch die Eltern) unterschieden sich nicht hinsichtlich der Ausprägung der erzielten Kennwerte auf den Dimensionsskalen A, B und C. Damit konnte die *Ausgangshypothese 2) anhand der Elternangaben* zu rezidivierenden Bauchschmerzen nicht bestätigt werden.

Für die Prüfung der Unterschiede in der Ausprägung der Bindungsqualität bei Kindern mit und ohne *rezidivierende Kopf- und Bauchschmerzen* gingen in die Berechnung „Kopf- und Bauchschmerzen (nein/selten/ rezidivierend)" als unabhängige Variable und die Bindungsdimensionen A, B und C als abhängige Variablen ein. In der Hauptanalyse zeigte sich kein Effekt. In der Einzelanalyse zeigte sich für die Dimensionsskala A mit (F (2/283)= 3,013; p = .051) ein tendenzieller Effekt.

Der anschließende Scheffe Test zeigte, dass sich die Kopf- und Bauch-schmerzgruppen hinsichtlich der Ausprägung der erzielten Kennwerte auf der Dimensionsskala A in der Tendenz voneinander unterschieden. Die folgende Tabelle zeigt die erzielten Mittelwerte auf der Dimensionsskala A für die Gruppen „rezidivierende Kopf- und Bauchschmerzen", „seltene Kopf- und Bauchschmerzen" und „keine Kopf- und Bauchschmerzen" (angegeben durch die Eltern).

Tab. 29: erzielte Mittelwerte (und Standardabweichungen) auf der Bindungsdimension A

	Rez. KSBS	Seltene KSBS	Keine KSBS
Dimensionsskala A	6,92	4,38	4,62
	(5,34)	(3,16)	(3,39)

Somit unterscheiden sich die Kopf- und Bauchschmerzgruppen „keine Schmerzen" und „rezidivierende Schmerzen" und die Gruppen „seltene Schmerzen" und „rezidivierende Schmerzen" in der Tendenz voneinander hinsichtlich der Ausprägung der erzielten Kennwerte auf der Dimensionsskala A.

Für die Dimensionsskala B zeigte sich kein Effekt ($F(2/283) = 0.995$; $p = .371$). Damit Konnte die *Ausgangshypothese 3) anhand der Elternangaben* nicht bestätigt werden. Die Unterschiede in der Ausprägung der Bindungsqualität für Kinder mit und ohne Kopf- und Bauchschmerzen (angegeben durch die Eltern) zeichneten sich hier vielmehr tendenziell auf der Dimensionsskala A ab.

7.2.1.3. Zusammenfassung

Bei der Überprüfung der Unterschiede in der Ausprägung der Bindungsqualität bei Kindern mit und ohne rezidivierende Schmerzerfahrungen zeigte sich, dass hinsichtlich der Angaben durch die Kinder ein hypothesenkonformes Ergebnis für die Gruppe der Kopfschmerzkinder gefunden werden konnte. Hinsichtlich der Angaben durch die Eltern zeigte sich ein tendenzieller Befund für die Gruppe der Kopf- und Bauchschmerzkinder, der sich jedoch auch in der Ausprägung der erzielten Kennwerte auf der Dimensionsskala A abzeichnete und nicht wie vermutet auf der Dimensionsskala B.

7.2.2. Zusammenhang zwischen der Bindungsqualität und dem Ausmaß der Lebensqualität

Die Frage nach einem Zusammenhang zwischen der Bindungsqualität und dem Ausmaß der kindlichen Lebensqualität (Ausgangshypothese 4) wurde in einer Teilstichprobe mittels Korrelationen nach *Pearson* überprüft. Die Unterschiede in der Ausprägung der Lebensqualität für die einzelnen Bindungsgruppen (Ausgangshypothese 5) wurden mit einer univariaten und einer multivariaten Varianzanalyse überprüft. Dem ersten Schritt der Berechnung wurden die Angaben der Kinder zur Lebensqualität zugrunde gelegt und dem zweiten Schritt der Berechnung die Angaben der Eltern über die Lebensqualität ihrer Kinder.

7.2.2.1. Zusammenhang zwischen der Bindungsqualität und dem Ausmaß der Lebensqualität (angegeben durch die Kinder)

Ausgangshypothese 4):

Es besteht ein positiver Zusammenhang zwischen der kindlichen Lebensqualität und einer sicheren Bindung und ein negativer Zusammenhang zwischen der kindlichen Lebensqualität und einer unsicheren Bindung.

Für die Überprüfung der Ausgangshypothese 4) wurden Korrelationen nach *Pearson* zwischen den Dimensionsskalen A, B und C und den Unterskalen des KINDL berechnet. Die Ergebnisse werden in der folgenden Tabelle veranschaulicht.

Tab. 30: Zusammenhänge zwischen den Dimensionsskalen A, B und C und den Unterskalen des KINDL (Angaben der Kinder) (N=121)

	Dimensions-skala A	Dimensions-skala B	Dimensions-skala C
Lebensqualität Gesamtwert	r = -,176(+) p = .053	r = ,229(*) p = .012	r = -,195(*) p = .032
Körperwohlsein	r = -,095 p = .302	r = ,065 p = .481	r = -,004 p = .969
Psychisches Wohlsein	r = ,016 p = .862	r = ,024 p = .794	r = -,034 p = .715

Selbstwert	r = -,204(*) p = .025	r = ,252(**) p = .005	r = -,216(*) p = .017
Wohlsein in der Familie	r = -,170(+) p = .062	r = ,204(*) p = .025	r = -,169(+) p = .064
Wohlsein unter Freunden	r = -,079 p = .393	r = ,182(*) p = .047	r = -,208(*) p = .023
Wohlsein in der Schule	r = -,136 p = .138	r = ,159(+) p = .081	r = -,139 p = .128

** = *p< .01;* * = *p< .05;* + = *p< .10*

Tabelle 30 zeigt, dass die Dimensionsskala *B* hypothesenkonform signifikant positiv (p = .012) mit dem Gesamtwert Lebensqualität korreliert, hoch signifikant positiv (p = .005) mit der Unterskala Selbstwert korreliert, signifikant positiv (p = .025) mit der Unterskala Wohlsein in der Familie korreliert, signifikant positiv (p = .047) mit der Unterskala Wohlsein unter Freunden korreliert und in der Tendenz positiv mit der Unterskala Wohlsein in der Schule korreliert. Das heißt, Kinder mit hohen Werten auf der Dimensionsskala B weisen gleichzeitig hohe Werte auf diesen Unterskalen und im Gesamtwert auf.

Die Dimensionsskala **A** korreliert hypothesenkonform in der Tendenz negativ mit dem Gesamtwert Lebensqualität, signifikant negativ (p = .025) mit der Unterskala Selbstwert und in der Tendenz negativ mit der Unterskala Wohlsein in der Familie. Das heißt, Kinder mit hohen Werten auf der Dimensionsskala A weisen gleichzeitig niedrige Werte auf diesen Unterskalen und im Gesamtwert auf.

Für die Dimensionsskala **C** zeigt sich hypothesenkonform, dass diese signifikant negativ (p = .032) mit dem Gesamtwert Lebensqualität korreliert und signifikant negativ mit den Unterskalen Selbstwert (p = .017) und Wohlsein unter Freunden (p = .023) korreliert. Eine in der Tendenz negative Korrelation zeigt sich mit der Unterskala Wohlsein in der Familie. Dass heißt, je eher Kinder im Bindungsfragebogen die C-Antworten wählten, je geringer waren die Kennwerte für die Lebensqualität im Gesamtwert und in den oben genannten Unterskalen. Damit konnte die *Ausgangshypothese 4)* bestätigt werden.

7.2.2.2. Unterschiede in der Ausprägung der Lebensqualität für die einzelnen Bindungsgruppen (angegeben durch die Kinder)

Ausgangshypothese 5):

Es wird angenommen, dass sicher gebundene Kinder die höchste Ausprägung in der Lebensqualität erzielen und dass unsicher-ambivalent gebundene Kinder die niedrigste Ausprägung in der Lebensqualität erzielen.

Für die Überprüfung der Ausgangshypothese 5) wurde eine univariate Varianzanalyse mit der unabhängigen Variable „Bindungsgruppe (A, B, C)" und der abhängigen Variable „erzielter Gesamtwert für die Lebensqualität" berechnet. Hier zeigte sich ein tendenzieller Effekt für die Bindungsgruppe ($F (2/109) = 3,044$; $p = .052$). Der anschließende Scheffe Test erbrachte, dass sich die Bindungsgruppen B und C hinsichtlich der Ausprägung der erzielten Kennwerte für die Lebensqualität in der Tendenz voneinander unterschieden. Die folgende Tabelle veranschaulicht die erzielten Mittelwerte in der Lebensqualität für die Bindungsgruppen A, B und C.

Tab. 31: erzielte Mittelwerte (und Standardabweichungen) der Lebensqualität für die Bindungsgruppen A, B und C

	Bindungs- gruppe A	Bindungs- gruppe B	Bindungs- gruppe C
Lebensqualität	82,96 (7,32)	85,41 (10,60)	75,27 (16,01)

Hypothesenkonform (Hypothese 5) erzielten Kinder der Bindungsgruppe B im Mittel die höchste Ausprägung in der Lebensqualität und Kinder der Bindungsgruppe C im Mittel die niedrigste Ausprägung in der Lebensqualität.

Im zweiten Schritt wurde eine multivariate Varianzanalyse durchgeführt. In die Berechnung gingen als unabhängige Variable die Bindungsgruppe (A, B, C) und als abhängige Variablen die Unterskalen des Fragebogens zur Erfassung der Lebenszufriedenheit ein. In der Hauptanalyse zeigte sich ein signifikanter Effekt ($F (12/210) = 1,863$; $p= .040$). In der folgenden Einzelanalyse bestätigte sich dieser für die Unterskala „Wohlsein in der Familie" (F (2/109) = 9,717; p< .001). Die folgende Tabelle veranschaulicht die erzielten Mittelwerte auf der Unterskala „Wohlsein in der Familie" für die Bindungsgruppen A, B und C.

Tab. 32: erzielte Mittelwerte (und Standardabweichungen) auf der Unterskala „Wohlsein in der Familie" für die Bindungsgruppen A, B und C

	Bindungs-gruppe A	Bindungs-gruppe B	Bindungs-gruppe C
Wohlsein in der Familie	81,25 (17,23)	88,03 (12,91)	65,18 (18,70)

Kinder der Bindungsgruppe A und der Bindungsgruppe C unterschieden sich hinsichtlich des Wohlseins in der Familie in der Tendenz (p = .058) voneinander. Der Unterschied zwischen der Bindungsgruppe B und der Bindungsgruppe C zeigte sich hier hoch signifikant (p < .001).

Demnach bildet sich nach den Angaben der Kinder der hypothesenkonforme Unterschied in der erfassten Lebensqualität am deutlichsten auf der Unterskala „Wohlsein in der Familie" ab.

Damit konnte die *Ausgangshypothese 5)* bestätigt werden.

7.2.2.3. Zusammenhang zwischen der Bindungsqualität und dem Ausmaß der Lebensqualität (angegeben durch die Eltern)

Für die Überprüfung der Ausgangshypothese 4) anhand der Einschätzung der kindlichen Lebensqualität durch die Eltern wurden Korrelationen nach *Pearson* mit den Dimensionsskalen A, B und C und den Unterskalen des KINDL berechnet. Die Ergebnisse werden in der folgenden Tabelle veranschaulicht.

Tab. 33: Zusammenhang zwischen den Dimensionsskalen A, B und C und den Unterskalen des KINDL (Angaben der Eltern) (N=105)

	Dimensions-skala A	Dimensions-skala B	Dimensions-skala C
Lebensqualität Gesamtwert	r = -,311(**) p = .001	r = ,248(*) p = .011	r = -,133 p = .177

Körperwohlsein	r = -,080	r = ,049	r = -,020
	p = .432	p = .632	p = .848
Psychisches	r = -,119	r = ,048	r = ,017
Wohlsein	p = .233	p = .630	p = .865
Selbstwert	r = -,236(*)	r = ,248(*)	r = -,201(*)
	p = .015	p = .011	p = .039
Wohlsein in	r = -,220(*)	r = ,265(**)	r = -,230(*)
der Familie	p = .023	p = .006	p = .017
Wohlsein	r = -,222(*)	r = ,108	r = ,016
unter Freunden	p = .023	p = .271	p = .872
Wohlsein in	r = -,401(**)	r = ,342(**)	r = -,195(+)
der Schule	p = .001	p = .002	p = .082

* * = p< .01; * = p< .05; + = p< .10

Tabelle 33 zeigt, dass die Dimensionsskala B signifikant positiv (p = .011) mit dem Gesamtwert der Lebensqualität der Kinder, angegeben durch die Eltern und signifikant positiv mit den Unterskala Selbstwert (p = .011) korreliert. Für die Unterskalen Wohlsein der Familie (p = .006) und Wohlsein in der Schule (p = .002) finden sich hoch signifikante Korrelationen. Dass heißt, je eher die Kinder im Bindungsfragebogen die B-Antworten wählten, desto höher lag die von den Eltern eingeschätzte Lebensqualität der Kinder im Gesamtwert und in den oben genannten Unterskalen.

Für die Dimensionsskala A zeigt sich ein umgekehrtes Bild. Sie korreliert hoch signifikant negativ (p = .001) mit dem Gesamtwert für Lebensqualität und signifikant negativ mit den Unterskalen Selbstwert (p = .015), Wohlsein in der Familie (p = .023) und Wohlsein unter Freunden (p = .023). Die Korrelation mit der Unterskala Wohlsein in der Schule zeigt sich hoch signifikant negativ (p = .001). Das heißt, je eher die Kinder im Bindungsfragebogen die A-Antworten wählten, desto niedriger lag die von den Eltern eingeschätzte Lebensqualität der Kinder im Gesamtwert und in den oben genannten Unterskalen.

Für die Dimensionsskala C zeigen sich signifikant negative Korrelationen mit den Unterskalen Selbstwert (p = .039) und Wohlsein in der Familie (p = .017) und eine in der Tendenz negative Korrelation mit der Unterskala Wohlsein in der Schule. Das bedeutet, dass je eher die Kinder im Bindungsfragebogen die C-Antworten wählten, desto niedriger lag die von den Eltern eingeschätzte Lebensqualität ihrer Kinder bezüglich der

Unterskalen Selbstwert, Wohlsein in der Familie und Wohlsein in der Schule. Damit konnte die *Ausgangshypothese 4)* auch über die Elternangaben zur kindlichen Lebensqualität bestätigt werden.

Die Überprüfung der Ausgangshypothese 5) anhand der Elternangaben war aufgrund fehlender Elternangaben und damit zu kleiner Gruppengröße varianzanalytisch nicht mehr interpretierbar.

7.2.2.4. Zusammenfassung

Die Angaben der Kinder zur Lebensqualität erbrachten sehr zufrieden stellende hypothesenkonforme Ergebnisse. So erzielten Kinder der Bindungsgruppe B hier im Mittel signifikant höhere Kennwerte als Kinder der Bindungsgruppe C. Der hypothesenkonforme Unterschied zwischen den Bindungsgruppen A, B und C hinsichtlich des Ausmaßes der Lebensqualität (Ausgangshypothese 5) bildete sich am deutlichsten auf der Unterskala Wohlsein in der Familie ab. Auch die Ergebnisse bezüglich der Zusammenhänge zwischen den Dimensionsskalen A, B und C und den Unterskalen des KINDL zeigten sich hypothesenkonform (Ausgangshypothese 4).

Nach Berechnung der Angaben der Eltern zeigte sich ein hypothesenkonformer negativer Zusammenhang zwischen der Lebensqualität und den erzielten Kennwerten auf den Dimensionsskalen A und C und ein hypothesenkonformer positiver Zusammenhang zwischen der Lebensqualität und den erzielten Kennwerten auf der Dimensionsskala B. Damit konnte auch über die Elternangaben zur kindlichen Lebensqualität die Ausgangshypothese 4) bestätigt werden.

Diese Befunde sollen in der abschließenden Diskussion noch einmal aufgegriffen werden.

7.3. Unterschiede in der Ausprägung der Lebensqualität bei Kindern mit und ohne rezidivierende Schmerzerfahrungen

Ausgangshypothese 6):

Kinder mit rezidivierenden Kopf- und/ oder Bauchschmerzen erzielen geringere Kennwerte in der gesundheitsbezogenen Lebensqualität als Kinder ohne rezidivierende Kopf- und /oder Bauchschmerzen.

Für die Überprüfung der Ausgangshypothese 6) wurden in einem ersten Schritt die *Schmerzangaben der Kinder* und die Angaben zur Lebensqualität (Kind- und Elternurteil) für die Berechnung herangezogen. In die multivariate varianzanalytische Berechnung gingen die Schmerzgruppe (rezidivierende Kopfschmerzen, rezidivierende Bauchschmerzen, rezidivierende Kopf- und Bauchschmerzen, keine Schmerzen) als vierstufiger fester Faktor und die Gesamtwerte der Lebensqualität (Kind- und Elternurteil) als abhängige Variablen ein. Die folgende Tabelle veranschaulicht die erzielten Mittelwerte in der Lebensqualität bei Kindern mit und ohne rezidivierende Schmerzerfahrungen.

Tab. 34: erzielte Mittelwerte (und Standardabweichungen) in der Lebensqualität bei Kindern mit und ohne rezidivierende Schmerzerfahrungen

	Kinder (N = 105)			
	Rezidivierende Kopfschmerzen	Rezidivierende Bauchschmerzen	Rezidivierende Kopf- und Bauchschmerzen	Keine Schmerzen
	(N = 7)	(N = 12)	(N = 30)	(N = 56)
Lebensqualität (Kindurteil)	80,02 (14,42)	86,52 (10,85)	82,59 (10,51)	84,43 (11,31)
Lebensqualität (Elternurteil)	81,05 (13,30)	76,78 (12,57)	79,24 (7,88)	79,98 (9,03)

Tabelle 34 zeigt die erzielten Mittelwerte in der Lebensqualität (Kind- und Elternurteil) für die vier Schmerzgruppen (angegeben durch die Kinder). In Abhängigkeit von der Schmerzgruppe ließen sich hinsichtlich des erzielten Gesamtwertes für Lebensqualität sowohl nach den Angaben der Kinder $(F(3/101) = 0,672; p = .571)$ als auch nach den Angaben der Eltern $(F(3/101) = 0,447; p = .720)$ keine statistisch bedeutsamen Unterschiede in der Ausprägung der kindlichen Lebensqualität finden. Das heißt, Kinder die für sich das Vorliegen rezidivierender Schmerzerfahrungen bejahten und Kinder die für sich das Vorliegen rezidivierender Schmerzerfahrungen verneinten, unterschieden sich nicht hinsichtlich ihrer selbst eingeschätzten und auch nicht hinsichtlich der durch ihre Eltern eingeschätzten Lebensqualität.

Damit konnte die *Ausgangshypothese 6 anhand der Schmerzangaben der Kinder* nicht bestätigt werden.

In einem zweiten Schritt wurden die *Angaben der Eltern über die Schmerzen ihrer Kinder* und die Angaben zur Lebensqualität (Kind- und Elternurteil) zur Berechnung herangezogen. In die multivariate varianz-analytische Berechnung gingen die Schmerzgruppe (rezidivierende Kopfschmerzen, rezidivierende Bauchschmerzen, rezidivierende Kopf- und Bauchschmerzen, keine Schmerzen) als vierstufiger fester Faktor und die Gesamtwerte der Lebensqualität (Kind- und Elternurteil) als ab-hängige Variablen ein. Die folgende Tabelle veranschaulicht die erziel-ten Mittelwerte in der Lebensqualität bei Kindern, die durch ihre Eltern den genannten Schmerzgruppen zugewiesen wurden. Aufgrund fehlender Elternangaben (zu Schmerzen und Lebensqualität) reduziert sich hier die zur Berechnung zugrunde gelegte Stichprobengröße auf $N = 99$.

Tab. 35: erzielte Mittelwerte (und Standardabweichungen) in der Le-bensqualität bei Kindern mit und ohne rezidivierende Schmerz-erfahrungen

	Elternanga-ben ($N = 99$)			
	Rezidivie-rende Kopf-schmerzen ($N = 5$)	Rezidivie-rende Bauch-schmerzen ($N = 9$)	Rezidivie-rende Kopf-und Bauch-schmerzen ($N = 8$)	Keine Schmerzen ($N = 77$)
Lebensqualität (Kindurteil)	83,33 (8,40)	86,34 (5,86)	82,04 (10,50)	83,69 (12,11)
Lebensqualität (Elternurteil)	67,29 (7,78)	78,28 (9,92)	74,12 (7,58)	80,73 (8,65)

Tabelle 35 zeigt die erzielten Mittelwerte in der Lebensqualität (Kind- und Elternurteil) für die vier Schmerzgruppen (angegeben durch die El-tern). Auch hier ließen sich wie zuvor (s. Tab. 34) in Abhängigkeit von der Schmerzgruppe keine Unterschiede in der Ausprägung der Lebensqualität, angegeben durch die Kinder, finden (F(3/95) = 0,216; p = .885). Das heißt, Kinder für die ihre Eltern das Vorliegen rezidivierender Schmerzerfahrungen bejahten und Kinder für die ihre Eltern das Vorliegen rezidivierender Schmerzerfahrungen verneinten, unterschieden sich nicht hinsichtlich der Ausprägung ihrer selbst eingeschätzten Lebensqualität. Betrachtet man die Einschätzung der kindlichen Lebensqualität durch die Eltern (Elternurteil), so zeigen sich hier in Anhängigkeit von ihrer Zuordnung der Kinder zu den vier Schmerzgruppen hoch signifikante Unterschiede in dem erzielten Gesamtwert für Lebensqualität (F(3/95) = 4,907; p = .003). Das heißt, die Eltern schätzen die Lebensqualität ihrer Kinder in Abhängigkeit von ihrer Zuordnung der Kinder zu den vier Schmerzgruppen hoch signifikant unterschiedlich ein. Die von den Eltern eingeschätzte Lebensqualität ihrer Kinder zeigt sich bei Kindern, für die ihre Eltern das Vorliegen rezidivierender Kopfschmerzen angaben, mit einem Mittelwert von 67,29 am niedrigsten.

Damit konnte die *Ausgangshypothese 6 nur für die Elternangaben zu Schmerzen und zur Lebensqualität ihrer Kinder* bestätigt werden.

Hier muss jedoch angemerkt werden, dass bei den Angaben der Eltern aufgrund der geringen Gruppengröße eine Interpretation der Ergebnisse nur eingeschränkt möglich ist. Vor diesem Hintergrund sollten diese letzten Ergebnisse, wenn auch bedeutsam, lediglich als richtungweisend eingeschätzt werden.

8. Diskussion und Ausblick

Die nun folgende Diskussion soll zu zwei Fragen Stellung beziehen:
1. Wie sind die Ergebnisse im Hinblick auf die weitere Validierung des Bochumer Verfahrens zur Erfassung der Bindungsqualität zu bewerten?
2. Welchen Beitrag können die hier ermittelten Ergebnisse zur Diagnostik und Intervention bei Kindern mit rezidivierenden Schmerzerfahrungen leisten?

Zu 1.: Beitrag zur Validierung des BOBIT

Zur weiteren Validierung des BOBIT wurden seine Reliabilität, die vorgenommene Klassifikation in die Bindungsgruppen und die inhaltliche Validität überprüft. Die Werte zur Reliabilität (interne Konsistenzen der Dimensionsskalen A, B und C) fielen in dieser Untersuchung gleichsam wie in den Voruntersuchungen sehr zufrieden stellend aus, so dass eine Messgenauigkeit des BOBIT erneut bestätigt werden konnte. Es zeigte sich aber auch, dass die interne Konsistenz der Dimensionsskala C konform mit den Ergebnissen der Voruntersuchungen deutlich geringer ausfiel als die internen Konsistenzen der Dimensionsskalen A und B. Hier zeigte sich erneut die Schwierigkeit entweder das unsicher-ambivalente Bindungsmuster hinreichend zu operationalisieren oder hinreichend genau zu erfassen. Die noch bestehende Frage, ob sich das ambivalente Bindungsmuster auch in einem uneinheitlichen Antwortmuster der Kinder äußern kann, muss vor dem Hintergrund des hier gefundenen höheren Anteils nicht klassifizierbarer Kinder weiterhin offen bleiben und bedeutet damit, eine immer noch bestehende Schwachstelle des BOBIT. Bei der Klassifikation der Kinder (Zuordnung zu den Bindungsgruppen) mittels des entwickelten Entscheidungskalküls zeigte sich in dieser Untersuchung ein deutlich höherer Anteil der sicher gebundenen Kinder als in der Normierungsstichprobe. Es handelte sich hier jedoch nicht um eine klinische oder Risikostichprobe, so dass der hohe Anteil der als sicher gebunden klassifizierten Kinder hier nicht in Zusammenhang gebracht

97

werden muss mit Idealisierungstendenzen, die man für traumatisierte Kinder nicht ausschließen kann. Die unter 6.2 diskutierte altersabhängige Abnahme des sicheren Bindungsmusters ließ sich auch in dieser Untersuchung vorsichtig nachweisen (s. 7.1.1.4).

Die inhaltliche Validität konnte insbesondere über die gefundenen hypothesenkonformen Zusammenhänge zur Lebensqualität weiter abgesichert werden. Hier gelang auch eine sichere Differenzierung der beiden unsicheren Bindungsmuster A und C. Hypothesenkonform erzielten die unsicher-ambivalent gebundenen Kinder die niedrigste Lebensqualität und die sicher gebundenen Kinder die höchste Lebensqualität. Die Lebensqualität der unsicher vermeidend gebundenen Kinder fiel etwas geringer aus als bei den sicher gebundenen Kindern (s. 7.2.2.1). Theoriekonform kann hier noch einmal auf Befunde der bisherigen Bindungsforschung zurück gegriffen werden die belegen, dass unsicher vermeidend gebundene Kinder durch eine vermeidend-perfekte Selbsteinschätzung, als adaptive Strategie (s. 6.3), sich selber als lebenszufriedener einschätzen als unsicher-ambivalent gebundene Kinder. Für unsicher-ambivalent gebundene Kinder konnte bislang eine solche typische adaptive Strategie nicht eruiert werden. Für sie fanden sich vielmehr durchgängig erhöhte Ängstlichkeit und Hilflosigkeit, die sich wiederum in einer selbst empfundenen niedrigeren Lebensqualität niederschlagen können.

Die gefundenen hypothesenkonformen Zusammenhänge zwischen rezidivierenden Kopfschmerzen und signifikant höheren Werten auf der Dimensionsskala A untermauern ebenfalls mit Rückblick auf die theoretischen Vorannahmen, dass sich bei erwachsenen Patientinnen und Patienten mit Migräne die für das vermeidende Bindungsmuster typischen Persönlichkeitseigenschaften finden lassen, die Validität des BOBIT. Da in dieser Untersuchung jedoch nicht zwischen Migräne und Spannungskopfschmerz differenziert wurde, kann dieser Befund nur mit Vorsicht interpretiert werden. Eine solche Differenzierung wäre für weitergehende Fragestellungen sicherlich sinnvoll.

Zusammenfassend kann auf der Grundlage dieser Befunde festgehalten werden, dass auch in dieser Untersuchung der BOBIT eine zufrieden stellende Messgenauigkeit und Validität aufweisen konnte. Auch das Entscheidungskalkül zur Klassifikation der Kinder erwies sich erneut als praktikabel. Bei nun vorliegenden Daten von insgesamt 2259 mit dem BOBIT untersuchten Kindern (1957 aus den Voruntersuchungen, 302 vorliegende Untersuchung) kann mit Rückblick auf die zufrieden stellenden Befunde doch angenommen werden, dass der BOBIT das Konstrukt Bindung valide und zuverlässig erfasst.

Zu 2.: Beitrag zur Diagnostik und Intervention

Es wurde deutlich, dass sowohl hinsichtlich rezidivierender Schmerzerfahrungen als auch hinsichtlich der gesundheitsbezogenen Lebensqualität Eltern- und Kindurteil stark voneinander abwichen. Darüber hinaus schätzten die Kinder unabhängig von dem Vorliegen rezidivierender Schmerzerfahrungen ihre eigene Lebensqualität signifikant höher ein als diese durch ihre Eltern eingeschätzt wurde. Hier kann vermutet werden, dass sich Kinder vorrangig in schmerzfreien Intervallen hinsichtlich ihrer Lebensqualität nicht beeinträchtigt fühlen, Schmerzen sozusagen vergessen. Dagegen scheinen die Eltern die Schmerzerfahrungen ihrer Kinder auch schmerzfreie Intervalle überdauernd oder auch ein eigenes Schmerzerleben im Gedächtnis zu haben, was sich in der Beurteilung der Lebensqualität ihrer Kinder niederschlagen kann. Vor dem Hintergrund dieser Vermutung, der deutlichen Abweichungen zwischen Eltern- und Kindurteil und der gefundenen hypothesenkonformen Zusammenhänge zwischen der *Selbstbeurteilung der Lebensqualität* der Kinder und ihrer *Bindungsqualität*, stellen diese beiden Variablen aus einer ganzheitlichen Sichtweise die vielleicht wichtigsten Ressourcen der Kinder dar. Wenn die Bindungsqualität der Kinder, mit Ausnahme der gefundenen Zusammenhänge zwischen der Dimensionsskala A und rezidivierenden Kopfschmerzen, auch nicht wie vermutet in einem direkten Zusammenhang mit dem Auftreten rezidivierender Schmerzsyndrome steht, so kann doch angenommen werden, dass der Bindungsqualität eine wichtige Rolle im Sinne einer Moderatorvariable zu kommt, die sich im Sinne Antonovskys positiv auf die Ressourcen eines Menschen auswirkt und damit seine Lebensqualität verbessert. Es erscheint von daher als durchaus sinnvoll bei Schmerzinterventionsprogrammen zusätzlich eine Bindungsdiagnostik und eine Erfassung der Lebensqualität hinzu zu ziehen. Denn vor dem Hintergrund der diskutierten Risikofaktoren einer unsicheren Bindung und der Schutzfaktoren einer sicheren Bindung könnten so kindliche Defizite noch differenzierter erfasst, oder auch ausgeschlossen werden, und gleichzeitig kindliche Ressourcen noch gezielter verbessert werden. Aus der Forschung zu Gruppenprozessen bei Erwachsenen ist bekannt, dass diese in Abhängigkeit von ihrer Bindungsqualität unterschiedlich von therapeutischen Interventionen profitieren. Strauß (2007) konnte zeigen, dass unsicher vermeidende Patienten kognitive Erfahrungen wie Klarifikation und Einsicht und weniger interpersonales Lernen bevorzugen und unsicher-ambivalent gebundene Patienten die Gruppenkohäsion (Gruppe als geschlossene Einheit ohne innere Reibung) bevorzugen. Sicher gebundenen Patienten bevorzugen dagegen soziale Lernerfahrungen (Austausch unterschiedlicher Sichtweisen). Darüber hinaus zeigte Bindungssicherheit einen positiven Einfluss auf das Behandlungsergebnis. Diese Befunde sprechen dafür, dass ein Behandlungserfolg auch von der Berücksichtigung der Bindungsqualität abhängen kann, was wiederum die Einbeziehung einer entwicklungspsychologischen Diagnostik (Bindungsdiagnostik) auch für Kinder mit Schmerzerfahrungen sinnvoll erscheinen lässt.

Damit könnten ein Ausblick für die zukünftige Forschung die Fragen sein:

– ob sich die Effektivität von bewährten Schmerzinterventionen unter Einbeziehung der Bindungsdiagnostik (und damit der besseren Abstimmung der Intervention auf das einzelne Kind) noch weiter verbessern lässt

– und welche Bedeutung den Variablen Bindungsqualität und Lebensqualität im Prozess der Schmerzchronifizierung bzw. bei der Remission der Schmerzsymptomatik zukommt.

9. Zusammenfassung

Mit der vorliegenden Arbeit wurde schwerpunktmäßig eine weitere Validierung des Bochumer Verfahrens zur Erfassung der Bindungsqualität (BOBIT) durchgeführt. Dabei wurden die neu gewonnenen Daten hinsichtlich der Reliabilität und der Validität des BOBIT überprüft.

Für die externe Validierung wurden die Außenkriterien primärer Kopfschmerz, funktioneller Bauchschmerz und die gesundheitsbezogene Lebensqualität heran gezogen.

Die Datenerhebung erfolgte mit dem BOBIT, den Fragebögen für Eltern und Kinder (Ostkirchen & Andler, 2004) und mit dem Fragebogen zur gesundheitsbezogenen Lebensqualität (Ravens-Sieberer & Bullinger, 1998). Durchgeführt wurde die Datenerhebung in Kindergärten und Grundschulen der Stadt Dorsten und in der Gesamtschule Schermbeck.

Vor dem Hintergrund der neueren bindungstheoretischen Ansätze, des Diathese-Stress-Modells und dem Modell der Salutogenese lag den zentralen Hypothesen der Arbeit die Annahme zugrunde, dass sich für die sichere Bindungsqualität ein positiver Zusammenhang zur gesundheitsbezogenen Lebensqualität zeigt und, dass sich rezidivierende Schmerzerfahrungen eher bei den unsicheren Bindungsmustern finden.

Die Ergebnisse sprechen für eine zufrieden stellende Messgenauigkeit und Validität des BOBIT. Sie zeigten aber auch weiterhin eine noch bestehende Schwäche hinsichtlich der zuverlässigen Erfassung des ambivalenten Bindungsmusters C.

Weiterhin zeigten sich bedeutsame Abweichungen zwischen Kind- und Elternurteil bezüglich der Einschätzung der Lebensqualität und dem Vorliegen rezidivierender Schmerzerfahrungen.

Die Annahme, dass sich rezidivierende Schmerzerfahrungen eher bei den unsicheren Bindungsmustern finden, konnte nur für den primären Kopfschmerz und der höheren Ausprägung der erzielten Kennwerte auf der Dimensionsskala A (vermeidend) bestätigt werden.

Als bedeutsam zeigten sich die *nicht* gefundenen unterschiedlichen Ausprägungen in der Lebensqualität in Abhängigkeit von dem Vorliegen rezidivierender Schmerzerfahrungen und die gefundenen hypothesenkon-

formen Zusammenhänge zwischen der Lebensqualität und der Bindungsqualität der Kinder. Letztere konnten zum einen die Validität des BOBIT
erfolgreich absichern und zum anderen geben sie über die Annahme, dass
eine sichere Bindungsqualität eine wichtige kindliche Ressource darstellt, Anstoß zu Fragen für die weitere Forschung.

10. Literaturverzeichnis

Ainsworth, M.D., Blehar, M.C., Waters, E. & Wall, S. (1978): Patterns of Attachment. A psychological Study of the Strange Situation. Hillsdale N.J.: Erlbaum.

Ainsworth, M.D.S. & Wittig, B.A. (1969): Attachment and exploratory Behaviour of one-year-olds in a Strange Situation. *In*: Foss, M.B. (Hrsg.): Determinants of infant Behaviour. S. 113-136. New York: Wiley.

Antonovsky, A. (1979): Health, Stress and Coping. San Francisco: Jossey Bass.

Bakermans-Kranenburg, M.J. & van Ijzendoorn, M.H. (1993): A psychometric study of the Adult Attachment Interview: Reliability and discriminant validity. Developmental Psychology, *29* (5), 870-879.

Ballotin, U. MD., Termine, C., Nicoli, F., Quadrelli, M., Ferrari-Ginevra, O. & Lanzi, G. (2005): Idiopathic headache in children under six years of age: a follow-up study. Headache 2005, *45*, 705-715.

Baumgärtel, F. (1979): Hamburger Erziehungsverhaltensliste für Mütter (HAMEL). Göttingen: Hogrefe.

Becker-Stoll, F. (1997): Interaktionsverhalten zwischen Jugendlichen und Müttern im Kontext längsschnittlicher Bindungsentwicklung. Unveröffentlichte Dissertation der Universität Regensburg.

Bischoff, C. & Traue, H. (2005): Ratgeber Kopfschmerz: Informationen für Betroffene und Angehörige. *In*: Schulte, D., Grawe, K., Hahlweg, K. & Vaitl, D. (Hrsg.): Ratgeber zur Reihe Fortschritte in der Psychotherapie. Band 9. Göttingen: Hogrefe.

Bortz, J. (1993): Statistik für Sozialwissenschaftler. Berlin: Springer Verlag.

Bowlby, J. (1951): Maternal Care and Mental Health. WHO Monograph Series, No. 2: Geneva: WHO 1951. (Dt.: (1973) Mütterliche Zuwendung und geistige Gesundheit. München: Kindler)

Bowlby, J. (1958): The nature of the child's tie to his mother. International Journal of Psycho-Analysis, *39*, 350-373.

Bowlby, J. (1983): Verlust, Trauer und Depression. München: Kindler.

Bowlby, J. (1988): A secure base. London: Routledge.

Braun, A.K., Bock, J., Gruss, M, Helmeke, C., Ovtscharoff jr., W., Schnabel, R, Ziabreva, I. & Poeggel, G. (2002): Frühe emotionale Erfahrungen und ihre Relevanz für die Entstehung und Therapie psychischer Erkrankungen. *In*: Strauß, B., Buchheim, A. & Kächele, H. (Hrsg.): Klinische Bindungsforschung, Theorien-Methoden-Ergebnisse. S. 121-128. Stuttgart: Schattauer.

Brinkmann, G. (2000): Psychologische Aspekte bei Schmerz im Kindesalter. *In*: P. Gutjahr (Hrsg.): Schmerz bei Kindern. Schmerztherapie in Arztpraxis und

103

Krankenhaus. S. 10-7-123. Stuttgart: Wissenschaftliche Verlagsgesellschaft mbH.

Bryant, B.K. (1982): An index of empathy for children and adolescents. Child Development, *53*, 413-425.

Burkhardt, K.P. (1986): Das Aggressions-Motiv Gitter. Handanweisung (Arbeitsbericht) Saarbrücken: Universität des Saarlandes, Fachrichtung Erziehungswissenschaft, Fachbereich Sozial- und Umweltwissenschaften.

Burkhardt, K.P., Zumkley, H. & Kornadt, H.J. (1987): Das Aggressions-Motiv-Gitter: Konstruktion und erste Ergebnisse. Diagnostica, *33* (4), 339-353.

Buschmann, A. (2004): Bindungsqualität und „Theory of Mind" – Fähigkeit im Vorschul- und Grundschulalter. Unveröffentlichte Diplomarbeit. Ruhr-Universität Bochum.

Camilleri, J. (1998): Attachment Quality: Aggressiveness and Empathy in 8-14 years old adopted and foster-care Children. Unveröffentlichte Diplomarbeit. Ruhr-Universität Bochum.

Cassidy, J. (1988): Child-mother attachment and the self in six-year-olds. Child Development, *59*, 121-134.

Deutsche Migräne- und Kopfschmerzgesellschaft (2005): Wenn Kinder Kopfschmerzen haben. (Juli 2005).

Diener, H.-C. (2003): Kopfschmerzen. Stuttgart: Georg Thieme Verlag.

Dodge, K.A. & Frame, C.L.(1982): Social cognitive biases and deficits in aggressive boys. Child Development *53*, 620-635.

Eiselt, G. (2001): Bindungsqualität bei klinisch auffälligen Kindern. Beziehung zur Empathie, Aggression und Angst. Unveröffentlichte Diplomarbeit. Ruhr-Universität Bochum.

Erickson, M., Egeland, B. & Sroufe, L.A. (1985): The relationship between quality of attachment and behaviour problems in preschool in a high-risk sample. *In*: Bretherton, I. & Waters, E. (Hrsg.): Growing points of attachment, theory and research. Monographs of the Society for Research in Child Development, *50*, 1-2, Serial No *209*, 147-186. Chicago: Chicago University Press.

Feind, T. (2001): Bindung, Ärger, projizierte Feindseligkeit. Unveröffentlichte Diplomarbeit. Ruhr-Universität Bochum.

Fendrich, K., Vennemann, M., Pfaffenrath, V., Evers, S., May, A., Berger, K. & Hoffmann, W. (2007): Headache prevalence among adolescents – the German DMKG headache study. Cephalalgia, 2007, April 27, *4*, 347-354.

Finnegan, R.A., Hodges, E.V.E. & Perry, D.G. (1996): Preoccupied and avoidant coping during middle childhood. Child Development, *67*, 1318-1328.

Fonagy, P. & Target, M. (2004): Frühe Interaktionen und die Entwicklung der Selbstregulation. In: Streeck-Fischer, A. (Hrsg.): Adoleszenz – Bindung – Destruktivität. S. 105-135. Stuttgart: Klett-Cotta.

Fonagy, P. & Target, M. (2006): Psychoanalyse und die Psychopathologie der Entwicklung. Stuttgart: Klett-Cotta.

Fonagy, P. (2003): Bindungstheorie und Psychoanalyse. Stuttgart: Klett-Cotta.

Franke, A. (2006): Modelle von Gesundheit und Krankheit. Bern: Verlag Hans Huber.

Fremmer-Bombik, E. (1995): Innere Arbeitsmodelle von Bindung. *In*: Spangler, G. & Zimmermann, P. (Hrsg.): Die Bindungstheorie. Grundlagen, Forschung und Anwendung. S. 109-119. Stuttgart: Klett-Cotta.

Fritsche, G. & Haag, G. (2003): Psychologische Therapie bei Kopfschmerz. *In*: Diener, H.C. (Hrsg.): Kopfschmerzen. S.213-227. Stuttgart: Georg Thieme Verlag.

Fröhlich, W.D. (1993): Wörterbuch zur Psychologie. München: Deutscher Taschenbuch Verlag.

Gutjahr, P. (2000): Bauchschmerz. *In*: Gutjahr, P. (Hrsg.): Schmerz bei Kindern. Schmerztherapie in Arztpraxis und Krankenhaus. S. 44-46. Stuttgart: Wissenschaftliche Verlagsgesellschaft mbH.

Harter, S. (1982): The perceived competence scale for children. Child Development, *53*, 87-97.

Headache classification subcommittee of the International Headache Society (2004): The International Classification of Headache Disorders. Chephalalgia. An international Journal of Headache. 2nd Edition. Oxford: Blackwell Publishing.

Heinecke, C. (1999): Validierung eines Verfahrens zur Erfassung der Bindungsqualität bei Kindern in einer Risikostichprobe. Unveröffentlichte Diplomarbeit. Ruhr-Universität Bochum.

Hofer, M., Becker, U., Schmid, B. & Noceck, P. (1990): Die Altersabhängigkeit von Vorstellungen über Freundschaft bei 6 – 14jährigen. *In*: Knopf, M. & Schneider, W. (Hrsg.): Entwicklung. Allgemeine Verläufe – individuelle Unterschiede – pädagogische Konsequenzen. Festschrift zum 60. Geburtstag von Franz Emanuell Weinert. S. 65-82. Göttingen: Hogrefe.

Höner, U. (1998): Bindungsqualität bei Jungen im Alter von 8 bis 14 Jahren. Entwicklung und Validierung eines Verfahrens. Unveröffentlichte Diplomarbeit. Ruhr-Universität Bochum.

Höner, U. (2000): Bindungsqualität bei Jungen im Alter von 8 bis 14 Jahren. Berlin: Verlag für Wissenschaft und Forschung.

Ijzendoorn, M.H. & Kroonenberg, P.M. (1988): Cross-cultural patterns of attachment: A meta-analysis of the strange situation. Child Development, *59*, 147-156.

Kandel, E. (2006): Auf der Suche nach dem Gedächtnis. München Siedler Verlag.

Kinder, J. (2003): Bindung, soziale Netzwerke und Ängstlichkeit. Unveröffentlichte Diplomarbeit. Ruhr-Universität Bochum.

Kobak, R.R. & Sceery, A. (1988): Attachment in late adolescence: workingmodels, affectregulation and perception of self and others. Child Development, *59*, 137-213.

Kornadt, H.J. (1982 a): Aggressionsmotiv und Aggressionshemmung. Bd. I: Empirische und theoretische Untersuchungen zu einer Motivationstheorie der

Aggression und zur Konstruktvalidierung eines Aggressions-TAT. Bern: Huber.

Kornadt, H.J. (1982 b): Aggressionsmotiv und Aggressionshemmung. Bd. II: Aggressions-TAT und andere aggressionsrelevante Verfahren. Bern: Huber.

Krakau, C. (2003): Bochumer Bindungstest: Ein Kulturvergleich zwischen SOS-Kinderdörfern in Deutschland und Sansibar. Unveröffentlichte Diplomarbeit. Ruhr-Universität Bochum.

Krämer, D. (2004): Idiopathischer Bauchschmerz im Kindesalter: Identifikation ätiologischer Einflüsse und Entwicklung einer Intervention. Unveröffentlichte Dissertation Universität Dortmund.

Küpper-Görkes, E. (2001): Bochumer Bindungstest: Validierung und Erprobung einer Mädchenversion – Beziehung zum Selbstkonzept. Unveröffentlichte Diplomarbeit. Ruhr-Universität Bochum.

Kutschke, G. (2000): Kopfschmerz. *In*: Gutjahr, P. (Hrsg.): Schmerz bei Kindern. Schmerztherapie in Arztpraxis und Krankenhaus. S. 91-106. Stuttgart: Wissenschaftliche Verlagsgesellschaft mbH.

Leppers, S. (2001): Bindungsqualität und Vertrauen in Freundschaftsbeziehungen 8-12jähriger Kinder. Unveröffentlichte Diplomarbeit. Ruhr-Universität Bochum.

Lienert, G.A. (1969): Testaufbau und Testanalyse. Weinheim: Beltz.

Limmroth, V. & Diener, H.C. (2003): Pathophysiologie, Genetik und Klinik der Migräne. *In*: Diener, H.C. (Hrsg.): Kopfschmerzen. S. 35-40. Stuttgart: Georg Thieme Verlag.

Magai, C. (1995): Bindung, Emotionen und Persönlichkeitsentwicklung. *In*: Spangler, G. & Zimmermann, P. (Hrsg.): Die Bindungstheorie. Grundlagen, Forschung und Anwendung. S. 140-148. Stuttgart: Klett-Cotta.

Main, M. (1982): Vermeiden im Dienst von Nähe. *In*: Immelmann, K., Barlow, G.W., Petrinovitch, L. & Main, M. (Hrsg.): Verhaltensentwicklung bei Mensch und Tier. Das Bielefeld Projekt. S. 751-793. Berlin: Paul Parey.

Main, M. (1990): Cross-cultural studies of attachment organization: Recent studies, changing methodologies and the concept of conditional strategies. Human Development, *33*, 48-61.

Markowitsch, H.J. & Welzer, H. (2005): Das autobiografische Gedächtnis. Hirnorganische Grundlagen und biosoziale Entwicklung. Stuttgart: Klett-Cotta.

Mauschewski, Y. (2000): Konstruktvalidität des Bochumer Bindungstests – Beziehung zur Emotionsregulation. Unveröffentlichte Diplomarbeit. Ruhr-Universität Bochum.

Mazzone, L., Vitiello, B., Incorpora, G. & Mazzone, D. (2006): Behavioural and temperamental characteristics of children and adolescents suffering from primary headache. Cephalalgia, *26*, 194.

Moll, G.H. & Hüther, G. (2006): Aufmerksamkeitsdefizit-/Hyperaktivitätsstörung – Neurobiologie. *In*: Förstl, H., Hautzinger, M. & Roth, G. (Hrsg.): Neurobiologie psychischer Störungen. S. 652-670. Heidelberg: Springer Medizin Verlag.

Mushoff, S. (1999): Der Einfluss des Bindungsstils von Jungen und Mädchen auf ihre Freundschaftsbeziehungen zu Peers. Unveröffentlichte Diplomarbeit. Ruhr-Universität Bochum.

Niebank, K. & Petermann, F. (2000): Grundlagen und Ergebnisse der Entwicklungspsychopathologie. In: Petermann, F. (Hrsg.): Lehrbuch der Klinischen Kinderpsychologie und -psychotherapie. S. 57-94. Göttingen: Hogrefe.

Nossek, A. (1999): Validierung eines Verfahrens zur Erfassung der Bindungsqualität: Bezug zu Aggression, Empathie und Angst. Unveröffentlichte Diplomarbeit. Ruhr-Universität Bochum.

Ostkirchen, G.G. (1991): Chronischer Rheumatischer Schmerz. Diagnostische und therapeutische Bedeutung schmerzbezogener Patientenäußerungen. Mannheim: Wissenschaftsverlag.

Ostkirchen, G.G. & Andler, F. (2004): Simultaneous symptom-recording of primary headaches and functional abdominal pain in nursery children. Introduction to a New Pediatric Pain Inventory. Poster presented on the 7th European Headache Federation (EHF) Congress, Rotterdam, The Netherlands, June 16-19, 2004.

Ostkirchen, G.G., Andler, F., Hammer, F., Pöhler, K.D., Snyder-Schendel, E., Werner, N.K., Markett, S., Horacek, U., Jöckel, K.H. & Diner, H.C. (2006): Prevalences of primary headache symptoms at school-entry: a population-based epidemiological survey of preschool children in Germany. J Headache Pain, 2006, 7.

Peichl, J. (2007): Die inneren Traumalandschaften. Stuttgart: Schattauer.

Petermann, F. & Petermann, U. (1996): Erfassungsbogen für aggressives Verhalten in konkreten Situationen. Göttingen: Hogrefe.

Rasquin-Weber, A., Hyman, P.E., Cucchiara, S., Fleisher, D.R., Hyams, J.S. & Milla P.J. (1999): Childhood functional gastrointestinal disorders. Gut, 45, Suppl II, 1160-1168.

Ravens-Sieberer, U. & Bullinger, M. (1998): Assessing the health related quality of life in chronically ill children with the German KINDL: First psychometric and content-analytical results. Quality of Life Research, 7 (5), 399-407.

Remschmidt, H. & Mattejat, F. (1999): Familien-Identifikations-Test. Handanweisung. Göttingen: Hogrefe.

Rief, W. & Freyberger, H.J. (2006): Somatoforme Störungen. In: Förstl, H., Hautzinger, M. & Roth, G. (Hrsg.): Neurobiologie psychischer Störungen. S. 737-754. Heidelberg: Springer Medizin Verlag.

Robinson, J.O., Alverez, J.H. & Dodge, J.A. (1990): Life events and family history in children with recurrent abdominal pain. Journal of Psychosomatic Research, Vol. 34, No 2, 171-181. Great Britain.

Saile, H. & Scalla, P. (2006): Chronische Kopfschmerzen und Stress bei Kindern. Zeitschrift für Klinische Psychologie und Psychotherapie, 35 (3), 188-195. Göttingen: Hogrefe Verlag.

Scheuerer-Englisch, H. (1989): Das Bild der Vertrauensbeziehung bei zehnjährigen Kindern und ihren Eltern: Bindungsbeziehungen in längsschnittlicher und aktueller Sicht. Unveröffentlichte Dissertation der Universität Regensburg.

Schildbach, B., Loher, I. & Riedinger, N. (1995): Die Bedeutung emotionaler Unterstützung bei der Bewältigung von intellektuellen Anforderungen. In: Spangler, G. & Zimmermann, P. (Hrsg.): Die Bindungstheorie. Grundlagen, Forschung und Anwendung. S. 249-264. Stuttgart: Klett-Cotta.

Schmalt, H.D. (1973): Entwicklung und Validierung einer neuen Technik zur Messung verschiedener Aspekte des Leistungsmotivs – das LM Gitter. Unveröffentlichte Dissertation der Ruhr-Universität Bochum.

Schumacher, J., Eisemann, M. & Brähler, E. (2000): FEE. Fragebogen zum erinnerten elterlichen Erziehungsverhalten. Göttingen: Verlag Hans Huber.

Seibt, A. (1999): Elterliche Involviertheit, Bindungsstil und Empathie beim kindlichen Computerspiel. Unveröffentlichte Diplomarbeit. Ruhr-Universität Bochum.

Seiffge-Krenke, I. (2004): Adoleszenzentwicklung und Bindung. In: Streeck-Fischer, A. (Hrsg.): Adoleszenz – Bindung – Destruktivität. S. 156-175. Stuttgart: Klett Cotta.

Spangler, G. & Schieche, M. (1995): Psychobiologie der Bindung. In: Spangler, G. & Zimmermann, P. (Hrsg.): Die Bindungstheorie. Grundlagen, Forschung und Anwendung. S. 297-310. Stuttgart: Klett-Cotta.

Sroufe, L.A. (1983): Infant-caregiver Attachment and Patterns of Adaption in Preschool: The Roots of Maladaption and Competence. In: Perlmutter, M. (Hrsg.): Minnesota Symposia in Child Psychology, *16*, 41-83. Hillsdale, NJ: Erlbaum.

Steinhausen, H.-C. (2002): Psychosomatische Störungen. In: Petermann, F. (Hrsg.): Lehrbuch der Klinischen Kinderpsychologie und -psychotherapie. S. 541-560. Göttingen: Hogrefe.

Strauß, B. (2007): Bindung und Gruppenprozesse: Wie nützlich ist die Bindungstheorie für die Gruppenpsychotherapie? Gruppenpsychotherapeutische Gruppendynamik *43*, 90-108.

Tölle, T. & Flor, H. (2006): Schmerz. In: Förstl, H., Hautzinger, M. & Roth, G. (Hrsg.): Neurobiologie psychischer Störungen. S. 577-618. Heidelberg: Springer Medizin Verlag.

Trudewind, C. & Steckel, R. (1999): Normierung und Validierung eines semiprojektiven Verfahrens zur Erfassung der Bindungsqualität bei 8 – 14jährigen. Unveröffentlichter Arbeitsbericht Motivations- und Emotionspsychologie. Ruhr-Universität Bochum.

Waters, E. (1982): Persönlichkeitsmerkmale, Verhaltenssysteme und Beziehungen: Drei Modelle von Bindung zwischen Kind und Erwachsenen. In: Immelmann, K., Barlow, G.W., Petrinovitch, L. & Main, M. (Hrsg.): Verhaltensentwicklung bei Mensch und Tier. Das Bielefeld Projekt. S. 721-750. Berlin: Paul Parey.

Weibel, M. (2003): Neugier-, Angst- und Bindungsmotiv: Beziehungen zur Selbstkongruenz bei Grundschülern. Unveröffentlichte Diplomarbeit. Ruhr-Universität Bochum.

Weiss, R.S. (1991): The Attachment Bond in Childhood and Adulthood. *In*: Parkes, C.M., Stevenson-Hinde, J. & Marris, P. (Hrsg.): Attachment across the Life Cycle. S. 66-77. London and New York: Routledge.

Wiecerkowski, W., Nickel, H., Janowski, A., Fittkau, B. & Rauer, W. (1975): Angstfragebogen für Schüler (AFS). Handanweisungen für die Durchführung, Auswertung und Interpretation (2. Aufl.) Hogrefe: Verlag für Psychologie.

Wittig, J. (2006): Eltern-Kind-Bindung: Kindheit bestimmt das Leben. Deutsches Ärzteblatt, *103*, 36, 1922-1924.

Zimmermann, P. (1995): Bindungsentwicklung von der frühen Kindheit bis zum Jugendalter und ihre Bedeutung für den Umgang mit Freundschaftsbeziehungen. *In*: Spangler, G. & Zimmermann, P. (Hrsg.): Die Bindungstheorie. Grundlagen, Forschung und Anwendung. S. 203-231. Stuttgart: Klett-Cotta.

Zimmermann, P. (2002): Von Bindungserfahrungen zur individuellen Emotionsregulation: das entwicklungspsychopathologische Konzept der Bindungstheorie. *In*: Strauß, B., Buchheim, A. & Kächele, H. (Hrsg.): Klinische Bindungsforschung. Theorien-Methoden-Ergebnisse. S. 147-161. Stuttgart: Schattauer.

Zimmermann, P., Spangler, G, Schieche, M. & Becker-Stoll, F. (1995): Bindung im Lebenslauf: Determinanten, Kontinuität, Konsequenzen und künftige Perspektiven. *In*: Spangler, G. & Zimmermann, P. (Hrsg.): Die Bindungstheorie, Grundlagen, Forschung und Anwendung. S. 311-334. Stuttgart: Klett Cotta.

11. Anhang

1. Bochumer Bindungstest (BOBIT)
2. Fragebogen zur Erfassung der gesundheitsbezogenen Lebensqualität (KINDL)
3. Abkürzungsverzeichnis
4. Bereits veröffentlichte Ergebnisse der Arbeit

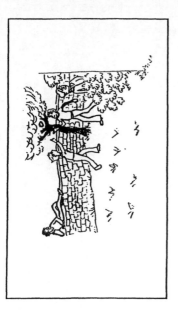

Versuchsablauf

Bitte schlage die erste Seite erst dann um, wenn Du sie aufmerksam gelesen hast!

Es folgt jetzt eine kurze Einleitung, damit Du genau weißt, was Du machen sollst:

Stell Dir vor, Du müsstest eine Bildergeschichte für Kinder Deines Alters verfassen. Einige Bilder wären schon fertig und auch einige Sätze, die später unter die Bilder geschrieben werden.

Du sollst Dir nun zunächst einmal das Bild genau ansehen. Stell Dir dabei vor, was die Kinder wohl gerade denken, sich wünschen, was sie tun und wie ihnen dabei zumute ist. Dabei sollst Du Dir ein bisschen Zeit lassen.

Wenn Du damit fertig bist, dann lies Dir die folgenden Sätze durch, die unter den einzelnen Bildern stehen.

Bei den drei Sätzen, die jeweils in einer Gruppe stehen (a, b oder c), sollst Du nun entscheiden, welcher Satz Deiner Meinung nach am besten zu dem Bild passt. Danach kreuzt Du diesen Satz in dem nebenstehenden Kästchen an und gehst weiter zur nächsten Gruppe, bis Du mit dem ersten Bild fertig bist. Dann blätterst Du um und machst das gleiche für die folgenden Bilder.

Es ist ganz wichtig, dass Du erst jedes Bild fertig machst, bevor Du mit dem nächsten weiter machst.

Vielen Dank!!!

1)

1)

a) Der Junge auf der Mauer ist mit den anderen Jungen gut befreundet und ruht sich jetzt vom Spielen aus ☐

b) Der Junge auf der Mauer ist sich nicht so sicher, ob die anderen Jungen ihn mögen ☐

c) Der Junge auf der Mauer macht selten etwas mit den anderen Jungen zusammen ☐

2)

a) Der Junge auf der Mauer glaubt, daß die anderen Kinder ihn nicht mitspielen lassen wollen ☐

b) Der Junge auf der Mauer macht eine Spielpause und schaut den anderen vergnügt zu ☐

c) Der Junge auf der Mauer will nicht mit den anderen spielen, weil er im Ballspiel viel besser ist als die anderen ☐

3)

a) Der Junge auf der Mauer wird zu den anderen Jungen gehen, weil er mitspielen möchte ☐

b) Der Junge auf der Mauer wird gleich woanders hingehen, weil er nicht mit den anderen spielen möchte ☐

c) Der Junge auf der Mauer wartet ab, ob die anderen Jungen ihn fragen, ob er mitspielen möchte ☐

4)

a) Wenn die anderen Jungen nicht mit ihm spielen möchten, dann ist er traurig ☐

b) Wenn die anderen Jungen nicht mit ihm spielen möchten, dann ist ihm das egal ☐

c) Wenn die anderen Jungen nicht mit ihm spielen möchten, dann ist er zwar traurig, aber so schlimm ist das dann auch nicht ☐

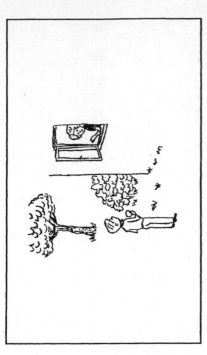

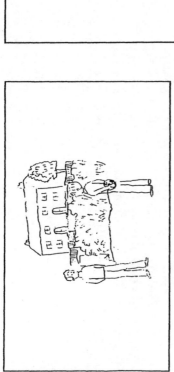

II)

1)
a) Die beiden Jungen wollen nichts miteinander zu tun haben
b) Die beiden Jungen freuen sich, daß sie Nachbarn sind
c) Einer von den beiden Jungen befürchtet, daß es Streit gibt

☐☐☐

2)
a) Die beiden Jungen verabreden sich zum Fußballspielen
b) Die beiden Jungen wollen nicht miteinander spielen
c) Die beiden Jungen wissen nicht, was sie sagen sollen

☐☐☐

3)
a) Einer der beiden Jungen ist traurig und er erzählt es dem anderen, aber danach geht es ihm auch nicht besser
b) Einer der beiden Jungen ist traurig und er erzählt es dem anderen und danach geht es ihm besser
c) Einer der beiden Jungen ist traurig, aber er will es dem anderen nicht erzählen

☐ ☐☐

4)
a) Der andere Junge will ihm nicht helfen
b) Der andere Junge möchte ihm helfen
c) Den anderen Jungen interessiert es nicht

☐☐☐

III)

1)
a) Die Mutter freut sich, daß ihr Sohn im Garten spielt
b) Die Mutter freut sich, daß ihr Sohn im Garten spielt, aber er soll dabei nicht zu laut sein
c) Die Mutter möchte jetzt nicht gestört werden

☐☐☐

2)
a) Der Junge wollte der Mutter erzählen, was ihn bedrückt, erzählt ihr dann aber doch etwas anderes
b) Der Junge möchte der Mutter nicht erzählen, was ihn bedrückt
c) Der Junge erzählt der Mutter, was ihn bedrückt

☐☐☐

3)
a) Die Mutter hört sowieso nicht zu, wenn der Junge ihr etwas erzählt
b) Die Mutter freut sich, wenn der Junge ihr etwas erzählt
c) Die Mutter unterbricht den Jungen beim Erzählen und sagt, er solle einkaufen gehen

☐☐☐

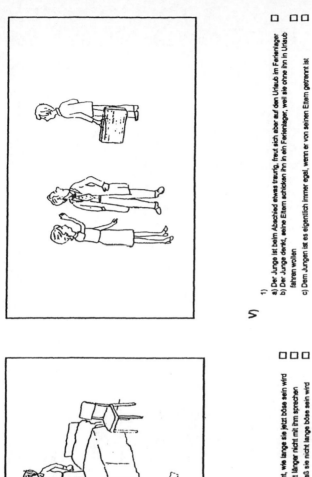

V)

1)

☐ a) Der Junge ist beim Abschied etwas traurig, freut sich aber auf den Urlaub im Ferienlager

☐ b) Der Junge denkt, seine Eltern schicken ihn in ein Ferienlager, weil sie ohne ihn in Urlaub
☐ fahren wollen

☐ c) Dem Jungen ist es eigentlich immer egal, wenn er von seinen Eltern getrennt ist

2)

☐ a) Der Junge sagt beim Abschied immer wieder, daß er nicht alleine wegfahren will

☐ b) Der Junge verabschiedet sich herzlich von den Eltern und sagt, daß sie ihm schreiben
☐ sollen

☐ c) Der Junge sagt beim Abschied nie etwas

3)

☐ a) Der Junge ist aufgeregt und freut sich auf die anderen Kinder, die mitfahren

☐ b) Den Jungen interessieren die anderen Kinder nicht

☐ c) Der Junge wird sich unwohl fühlen bei den anderen Kindern

---

IV)

1)

☐ a) Die Mutter schimpft mit dem Jungen und er weiß nicht, wie lange sie jetzt böse sein wird

☐ b) Die Mutter schimpft mit dem Jungen und sie wird jetzt länger nicht mit ihm sprechen

☐ c) Die Mutter schimpft mit dem Jungen, aber er weiß, daß sie nicht lange böse sein wird

2)

☐ a) Der Junge denkt, die Mutter habe nur schlechte Laune und schimpfe deshalb

☐ b) Der Junge ärgert sich etwas, sieht aber ein, daß er jetzt aufräumen muß

☐ c) Der Junge fühlt sich jetzt ganz schlecht, weil die Mutter mit ihm schimpft

3)

☐ a) Damit sie ihn wieder lieb hat, verspricht der Junge der Mutter, jetzt immer aufzuräumen

☐ b) Der Junge bleibt in seinem Zimmer und möchte jetzt erst mal nicht mit der Mutter reden

☐ c) Der Junge geht nach dem Aufräumen zur Mutter und weiß, daß sie jetzt nicht mehr böse
☐ ist

114

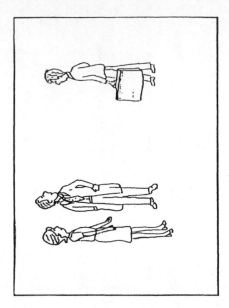

VI)

1)

a) Der Junge hat seine Eltern noch nie vermißt ☐

b) Der Junge denkt häufig an seine Eltern und kann es kaum erwarten, bis der Urlaub vorbei ist ☐ ☐

c) Der Junge fühlt sich wohl im Ferienlager und weiß, daß seine Eltern an ihn denken ☐

2)

a) Der Junge schreibt seinen Eltern, daß er sie vermißt und was er im Ferienlager alles erlebt ☐ ☐

b) Der Junge möchte seinen Eltern lieber nicht schreiben ☐

c) Der Junge möchte seinen Eltern am liebsten schreiben, daß sie ihn wieder abholen ☐

VII)

1)

a) Der Junge freut sich nicht so auf das Wiedersehen mit seinen Eltern ☐

b) Der Junge freut sich auf das Wiedersehen mit seinen Eltern ☐

c) Der Junge kann sich nicht richtig freuen, obwohl er jetzt wieder zu Hause ist ☐

2)

a) Der Junge geht freudig zu seinen Eltern und will ihnen viel erzählen ☐

b) Der Junge wird nicht viel erzählen ☐

c) Der Junge sagt, daß er nicht nochmal alleine weggeschickt werden will ☐

3)

a) Der Junge möchte bei seiner Rückkehr in den Arm genommen werden ☐

b) Der Junge weiß nicht, ob er in den Arm genommen werden möchte ☐

c) Der Junge möchte nicht in den Arm genommen werden ☐

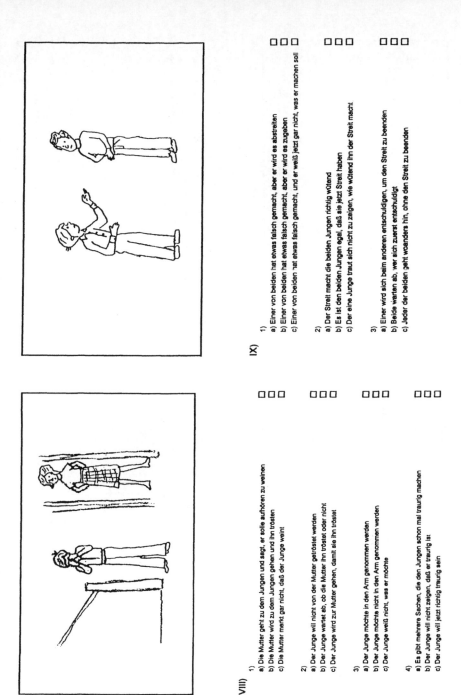

VIII)

1)
a) Die Mutter geht zu dem Jungen und sagt, er solle aufhören zu weinen ☐☐☐
b) Die Mutter wird zu dem Jungen gehen und ihn trösten
c) Die Mutter merkt gar nicht, daß der Junge weint

2)
a) Der Junge will nicht von der Mutter getröstet werden ☐☐☐
b) Der Junge wartet ab, ob die Mutter ihn tröstet oder nicht
c) Der Junge wird zur Mutter gehen, damit sie ihn tröstet

3)
a) Der Junge möchte in den Arm genommen werden ☐☐☐
b) Der Junge möchte nicht in den Arm genommen werden
c) Der Junge weiß nicht, was er möchte

4)
a) Es gibt mehrere Sachen, die den Jungen schon mal traurig machen ☐☐☐
b) Der Junge will nicht zeigen, daß er traurig ist
c) Der Junge will jetzt richtig traurig sein

IX)

1)
a) Einer von beiden hat etwas falsch gemacht, aber er wird es abstreiten ☐☐☐
b) Einer von beiden hat etwas falsch gemacht, aber er wird es zugeben
c) Einer von beiden hat etwas falsch gemacht, und er weiß jetzt gar nicht, was er machen soll

2)
a) Der Streit macht die beiden Jungen richtig wütend ☐☐☐
b) Es ist den beiden Jungen egal, daß sie jetzt Streit haben
c) Der eine Junge traut sich nicht zu zeigen, wie wütend ihn der Streit macht

3)
a) Einer wird sich beim anderen entschuldigen, um den Streit zu beenden ☐☐☐
b) Beide warten ab, wer sich zuerst entschuldigt
c) Jeder der beiden geht woanders hin, ohne den Streit zu beenden

115

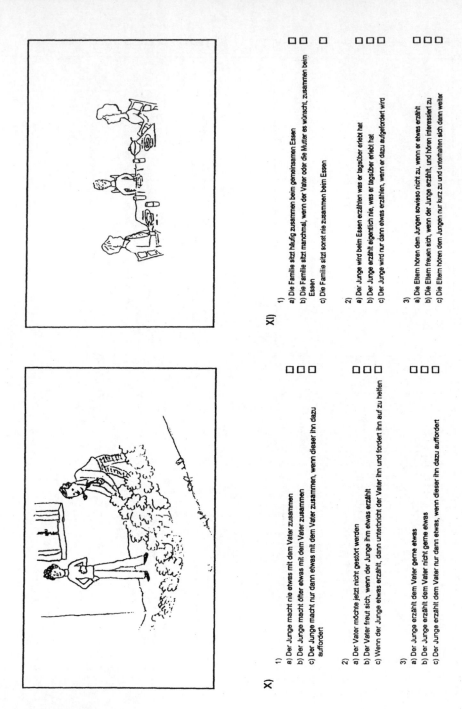

X)

1)
a) Der Junge macht nie etwas mit dem Vater zusammen
b) Der Junge macht öfter etwas mit dem Vater zusammen
c) Der Junge macht nur dann etwas mit dem Vater zusammen, wenn dieser ihn dazu auffordert

2)
a) Der Vater möchte jetzt nicht gestört werden
b) Der Vater freut sich, wenn der Junge ihm etwas erzählt
c) Wenn der Junge etwas erzählt, dann unterbricht der Vater ihn und fordert ihn auf zu helfen

3)
a) Der Junge erzählt dem Vater gerne etwas
b) Der Junge erzählt dem Vater nicht gerne etwas
c) Der Junge erzählt dem Vater nur dann etwas, wenn dieser ihn dazu auffordert

XI)

1)
a) Die Familie sitzt häufig zusammen beim gemeinsamen Essen
b) Die Familie sitzt manchmal, wenn der Vater oder die Mutter es wünscht, zusammen beim Essen
c) Die Familie sitzt sonst nie zusammen beim Essen

2)
a) Der Junge wird beim Essen erzählen was er tagsüber erlebt hat
b) Der Junge erzählt eigentlich nie, was er tagsüber erlebt hat
c) Der Junge wird nur dann etwas erzählen, wenn er dazu aufgefordert wird

3)
a) Die Eltern hören dem Jungen sowieso nicht zu, wenn er etwas erzählt
b) Die Eltern freuen sich, wenn der Junge erzählt, und hören interessiert zu
c) Die Eltern hören dem Jungen nur kurz zu und unterhalten sich dann weiter

Fragebogen für Kinder

Kid-KINDL®

Hallo,

wir möchten gerne wissen, wie es dir zur Zeit geht. Dazu haben wir uns einige Fragen ausgedacht und bitten dich um deine Antwort.

⇨ Lies bitte jede Frage durch,
⇨ überlege, wie es in der letzten Woche war,
⇨ kreuze **in jeder Zeile** die Antwort an, die am besten zu dir passt.

Es gibt keine richtigen oder falschen Antworten.
Wichtig ist uns **deine Meinung**.

Ein Beispiel:

	nie	selten	manch-mal	oft	immer
In der letzten Woche habe ich gerne Musik gehört	☐	☐	☐	☒	☐

Bogen ausgefüllt am:

_____
Tag/Monat/Jahr

© Kid-Kindl® / Kinderversion / 8-11 Jahre / Ravens-Sieberer & Bullinger / 1999

Bitte sage uns zunächst etwas zu dir. Kreuze an oder trage ein!

Ich bin ein ☐ Mädchen ☐ Junge

Ich bin _____ Jahre alt

Wieviele Geschwister hast du? ☐ 0 ☐ 1 ☐ 2 ☐ 3 ☐ 4 ☐ 5 ☐ über 5

Welche Schule besuchst du? ☐ Grundschule ☐ Hauptschule ☐ Realschule
☐ Gesamtschule ☐ Gymnasium ☐ Sonderschule
☐ privater Unterricht

1. Zuerst möchten wir etwas über deinen Körper wissen, ...

In der letzten Woche ...	nie	selten	manch-mal	oft	immer
1. ... habe ich mich krank gefühlt	☐	☐	☐	☐	☐
2. ... hatte ich Kopfschmerzen oder Bauchschmerzen	☐	☐	☐	☐	☐
3. ... war ich müde und schlapp	☐	☐	☐	☐	☐
4. ... hatte ich viel Kraft und Ausdauer	☐	☐	☐	☐	☐

2. ... dann etwas darüber, wie du dich fühlst ...

In der letzten Woche ...	nie	selten	manch-mal	oft	immer
1. ... habe ich viel gelacht und Spaß gehabt	☐	☐	☐	☐	☐
2. ... war mir langweilig	☐	☐	☐	☐	☐
3. ... habe ich mich allein gefühlt	☐	☐	☐	☐	☐
4. ... habe ich Angst gehabt	☐	☐	☐	☐	☐

3. ... und was du selbst von dir hältst.

In der letzten Woche ...	nie	selten	manch-mal	oft	immer
1. ... war ich stolz auf mich	☐	☐	☐	☐	☐
2. ... fand ich mich gut	☐	☐	☐	☐	☐
3. ... mochte ich mich selbst leiden	☐	☐	☐	☐	☐
4. ... hatte ich viele gute Ideen	☐	☐	☐	☐	☐

© Kid-Kindl® / Kinderversion / 8-11 Jahre / Ravens-Sieberer & Bullinger / 1999 / Seite 2

4. In den nächsten Fragen geht es um deine Familie ...

In der letzten Woche ...	nie	selten	manch-mal	oft	immer
1. ... habe ich mich gut mit meinen Eltern verstanden	□	□	□	□	□
2. ... habe ich mich zu Hause wohl gefühlt	□	□	□	□	□
3. ... hatten wir schlimmen Streit zu Hause	□	□	□	□	□
4. ... haben mir meine Eltern Sachen verboten	□	□	□	□	□

5. ... und danach um Freunde.

In der letzten Woche ...	nie	selten	manch-mal	oft	immer
1. ... habe ich mit Freunden gespielt	□	□	□	□	□
2. ... mochten mich die anderen Kinder	□	□	□	□	□
3. ... habe ich mich mit meinen Freunden gut verstanden	□	□	□	□	□
4. ... hatte ich das Gefühl, dass ich anders bin als die anderen	□	□	□	□	□

6. Nun möchten wir noch etwas über die Schule wissen.

In der letzten Woche, in der ich in der Schule war ...	nie	selten	manch-mal	oft	immer
1. ... habe ich die Schulaufgaben gut geschafft	□	□	□	□	□
2. ... hat mir der Unterricht Spaß gemacht	□	□	□	□	□
3. ... habe ich mir Sorgen um meine Zukunft gemacht	□	□	□	□	□
4. ... habe ich Angst vor schlechten Noten gehabt	□	□	□	□	□

7. Bist du gerade im Krankenhaus oder hast du eine längere Krankheit?

□ Ja   □ Nein

beantworte bitte die nächsten 6 Fragen   dann hast du es jetzt geschafft

In der letzten Woche ...	nie	selten	manch-mal	oft	immer
1. ... hatte ich Angst, meine Erkrankung könnte schlimmer werden	□	□	□	□	□
2. ... war ich wegen meiner Erkrankung traurig	□	□	□	□	□
3. ... kam ich mit meiner Erkrankung gut zurecht	□	□	□	□	□
4. ... behandelten mich meine Eltern wegen der Erkrankung wie ein kleines Kind	□	□	□	□	□
5. ... wollte ich, dass keiner etwas von meiner Erkrankung merkt	□	□	□	□	□
6. ... habe ich wegen der Erkrankung in der Schule etwas verpasst	□	□	□	□	□

VIELEN DANK FÜR DEINE MITARBEIT!

Abkürzungsverzeichnis

AAI: Adult Attachment Interview
ADHS: Aufmerksamkeitsdefizit- / Hyperaktivitätssyndrom
BOBIT: Bochumer Bindungstest
BS: Bauchschmerzen
FEE: Fragebogen zum erinnerten elterlichen Erziehungsver-
               halten
FST: Fremde-Situations-Test
HPA-Achse: Hypothalamus-Hypophysen-Nebennierenrinden-Achse
IBS: Idiopathischer Bauchschmerz
ICD-10:   Internationale Klassifikation psychischer Störungen
KINDL: Fragebogen zur gesundheitsbezogenen Lebensqualität
KS: Kopfschmerzen
KSBS: Kopf- und Bauchschmerzen
n.k.:   nicht klassifizierbar
rez.:   rezidivierend
s-IGA: Serum-Immunglobulin A
TAT: Thematischer Apperzeptionstest
TOM: Theory of Mind

Bereits veröffentlichte Ergebnisse der Arbeit

1. Höner, U. (2006): Der Bochumer Bindungstest (BOBIT): ein empirisch basiertes, semiprojektives Verfahren zur Erfassung der Bindungsqualität im Kindes- und Jugendalter. Vortrag auf dem Doktoran-
   denkolloquium im Forschungsprojekt „Kognitive Vulnerabilität durch
   Interferenzen", Universitätsklinikum Essen, 23.05.06.
2. Höner, U. (2007): Zusammenhang zwischen Bindungsqualität und
   funktionellen Schmerzsyndromen im Kindesalter. Vortrag auf der
   Deutschen Gesellschaft für Medizinische Psychologie, Universitätsklinikum Hamburg-Eppendorf, 14.09.07.
3. Höner, U. (2007): Bindungsmuster, Lebensqualität und rezidivierende
   Schmerzerfahrungen – Eine Validierungsstudie des Bochumer Bindungstests. Vortrag auf dem Haussymposium der Neurologie, Universitätsklinikum Essen, 12.10.07.

4. Höner, U. (2007): Bindungsmuster, Lebensqualität und rezidivierende Schmerzerfahrungen – Eine Validierungsstudie des Bochumer Bindungstests. Poster auf dem Forschungstag der Medizinischen Fakultät der Universität Duisburg-Essen, 16.11.2007.

5. Höner, U. (2008): Recurrent Primary Headaches and Functional Abdominal Pain in Childhood – A Study on Attachment Styles and Life Quality. Abstract eingereicht für ein Poster auf dem VII. International Congress on Headache in Children and Adolescents, Türkei, Istanbul, Hilton Hotel, 17.-21. Mai 2008.